De la Dilatation

NATURELLE ET ARTIFICIELLE

DU COL

Vers la fin de la grossesse

PAR LE DOCTEUR

J.-M.-Stéphane FRANÇOIS

AVEC FIGURES

PARIS

OCTAVE DOIN, LIBRAIRE-ÉDITEUR

8, PLACE DE L'ODÉON, 8

1883

DE LA DILATATION

NATURELLE ET ARTIFICIELLE DU COL

VERS LA FIN DE LA GROSSESSE

De la Dilatation

NATURELLE ET ARTIFICIELLE

DU COL

Vers la fin de la grossesse

PAR LE DOCTEUR

J.-M.-Stéphane FRANÇOIS

AVEC FIGURES

PARIS

OCTAVE DOIN, LIBRAIRE-ÉDITEUR

8, PLACE DE L'ODÉON, 8

1883

A M. le Professeur BOUCHACOURT

A M. POULLET

Chef de Clinique

AVANT-PROPOS

La science, en ce qui concerne les transformations subies par le col utérin vers la fin de la grossesse, a éprouvé des fluctuations vraiment étonnantes, surtout si l'on songe qu'il s'agit d'un fait que tous les accoucheurs ont journellement au bout du doigt. De prime abord, il semble qu'on n'a eu qu'à toucher attentivement pour observer une fois pour toutes et fixer définitivement sur ce point la doctrine scientifique: il n'en a pas été ainsi. Il n'est pas de question en physiologie obstétricale qui ait soulevé plus de controverses. La plupart des livres classiques d'accouchement soutiennent encore des opinions erronées. Les auteurs, même les plus autorisés, ont sur cette question des idées si différentes, si contradictoires, que l'on est à se demander, après une lecture attentive de leurs écrits et une mûre réflexion, s'il ne serait pas possible d'apporter quelque clarté à la solution d'un problême aussi important.

C'est cette étude difficile que nous allons essayer d'entreprendre. Nous nous efforcerons d'y mettre un peu d'ordre et de clarté, et nous essayerons enfin d'en tirer quelques conclusions pratiques pour certains cas pathologiques : Je veux parler de la rigidité du col et de ses irrégularités de dilatation, cas pour lesquels l'accoucheur n'a à sa disposition que des moyens peu satisfaisants d'intervention.

Dans ces derniers temps, quelques moyens nouveaux ont été proposés aux Sociétés savantes pour remplir ces indications thérapeutiques. Nous avons été à même d'étudier de près, à la clinique obstétricale, un de ces appareils, espèce de poche artificielle des eaux.

Il nous a été permis également d'y voir fonctionner un autre appareil, poursuivant le même but, imaginé par M. Chassagny.

C'est l'étude de ces nouveaux moyens d'intervention que nous nous proposons de faire dans la seconde partie de notre travail. Nous essayerons de les juger, au moins théoriquement, en attendant que la clinique prononce en dernier ressort. D'après les quelques essais qui ont été faits jusqu'ici, nous tâcherons de leur assigner la place qu'ils semblent devoir prendre dans l'intervention obstétricale.

Notre travail comprendra deux parties :

Dans la première, nous ferons l'étude de la dilatation naturelle du col utérin.

Dans la seconde nous étudierons les moyens artificiels de dilatation.

Mais, avant de commencer, nous adressons nos bien sincères remerciements à M. le professeur Bouchacourt, pour les bons conseils qu'il nous a prodigués sans cesse, et pour le bon accueil que nous avons toujours trouvé dans son service.

Nous remercions M. Chassagny, pour les matériaux qu'il a si obligemment mis à notre disposition.

Que M. Poullet, qui nous a inspiré cette étude et qui a dirigé nos recherches, veuille bien agréer le témoignage de notre profonde reconnaissance.

PREMIÈRE PARTIE

De la dilatation naturelle du col utérin

Cette première partie comprendra trois articles :

1° Modifications de structure du col vers la fin de la grossesse ;

2° Modifications :

    1° De consistance,

    2° Dans l'état des orifices,

    3° D'étendue : longueur, épaisseur. — Effacement.

3° Mécanisme de la dilatation.

ARTICLE I

Modifications de structure du col pendant la grossesse

Au terme de la grossesse les fibres utérines, hypertrophiées par un travail normal, se présentent avec les caractères les plus manifestes du tissu musculaire. Ces fibres musculaires sont des fibres lisses. A la fin du 6ᵉ mois elles sont de 7 à 11 fois plus longues et 2 à 7 fois plus larges. En même temps de nouvelles fibres se forment. Accroissement de volume des éléments musculeux déjà existants, formation d'éléments musculeux nouveaux, tel est suivant Kölliker le processus du développement du tissu musculaire de l'utérus dans la gestation.

1° *Couche externe* « Les fibres musculaires du col, dit Hélie (de Nantes) (1), sont beaucoup plus molles que celles du corps. Elles ont aussi une disposition bien différente. Nulle trace de faisceau ansiforme ; il a cessé au-dessus du col en avant, à l'union du col et du corps en arrière. Réunies en faisceaux lamelleux ces fibres se portent presque toutes un peu obliquement en bas, des bords de l'utérus vers la ligne médiane, et là se croisent avec les fibres semblables du côté opposé. Très peu de fibres sont exactement transversales ». Entre ces

(1) Recherches sur la disposition des fibres musculaires de l'utérus développé par la grossesse.

faisceaux entrecroisés, soit sur la ligne médiane, soit latéralement, existent des aréoles anguleuses très-larges, où passent des vaisseaux, mais il n'y a rien de semblable aux anneaux musculaires qui entourent les veines dans la couche musculaire moyenne de l'utérus et que Pinard a si bien dénommés, *les mille ligatures vivantes..*

Les fibres du col sont un peu plus fermes en arrière qu'en avant; leur disposition est d'ailleurs semblable sur les deux faces de l'organe. Cette couche des fibres du col correspond à la *couche externe* et à la *couche moyenne* du tissu musculaire du corps. — Sur les bords les fibres passent en se contournant d'une face à l'autre. Inférieurement le tissu musculaire du col se continue avec le vagin devenu musculaire à sa partie supérieure. Cette insertion vaginale ne se fait pas sur une simple ligne circulaire, elle forme sur l'utérus une bande occupant une hauteur assez considérable et là les fibres du col se prolongent dans le tissu du vagin sans aucune démarcation possible. Cette continuité de fibres du vagin au col et réciproquement a suggéré a M. Bouchacourt une explication ingénieuse : Il croit qu'elle donne la raison de l'action que le simple tamponnement vaginal exerce sur la contraction utérine. On sait en effet depuis Schœler que la distension de la partie supérieure du vagin provoque ultérieurement le travail.

2º *Couche interne* : Hélie s'exprime ainsi: «A l'orifice interne du col, situé au-dessous de l'origine inférieure des faisceaux triangulaires (couche interne du corps),

les fibres transversales, qui existent seules sur les deux
parois ainsi que sur les bords de la cavité, forment un
faisceau toujours un peu saillant qui délimite nettement la cavité du col. Le volume de ce faisceau annu-
laire explique la constriction qu'il exerce quelquefois
après l'accouchement et qui devient l'une des causes
de la rétention du placenta.

Dans l'état de vacuité de l'utérus, sur les parois de
la cavité du col, existent deux saillies rameuses, ap-
pelées arbres vie, remarquables par leur constante
régularité. Dans la gestation elles prennent beaucoup de développement ; ce sont en effet des faisceaux musculaires, mais en s'hypertrophiant ces faisceaux perdent de leur régularité. On voit leurs fibres
se disperser latéralement et remonter jusqu'à l'orifice interne. En bas, près de l'orifice externe, les
fibres du col sont presque toutes annulaires ; mais
ces anneaux ne sont point aussi réguliers que ceux
qui forment le pourtour de l'orifice interne. A l'orifice supérieur du col, les fibres conservent dans
toute l'épaisseur de la couche interne la forme an-
nulaire qu'elles présentent superficiellement. Dans
le col les fibres musculaires offrent dans presque
toute l'épaisseur de la couche interne la même disposition que les fibres superficielles, c'est-à-dire qu'elles
s'élèvent du milieu de chaque paroi et forment des
arcs au-dessus des bords de la cavité. Ce n'est que
très profondément que ces fibres deviennent tout à fait
transversales comme dans la couche musculaire externe avec laquelle elles vont se confondre. On ne peut
admettre dans le col une couche moyenne analogue à

celle qui se trouve dans le corps de l'utérus. — A l'orifice externe les fibres semblent à la fois circulaires et entrelacées entre elles. »

3o *Muqueuse.* — La muqueuse est épaisse, grisâtre; elle conserve, suivant Robin, la structure qu'elle avait avant la grossesse. Toutefois, ce tissu, vu au microscope, est remarquable par l'écartement de ses éléments figurés, dans l'intervalle desquels est une matière amorphe et transparente. D'après Lott il se produit pendant la grossesse une véritable hypertrophie de l'épithélium du col. Cette muqueuse ne tombe pas au moment de l'accouchement; elle n'entre pour rien dans la formation de la caduque.

ARTICLE II

Le col, qui est modifié dans sa position et sa direction, subit surtout des modifications :

1° De consistance

2° Dans l'état des orifices

3° D'étendue.

1º Modifications de consistance. — Le ramollissement est un des premiers changements qui se passent dans le col. Il est graduel ; il n'en envahit pas d'emblée toute l'étendue. Débutant dans les 1res semaines de la grossesse par la muqueuse du museau de tanche et la partie la plus interne des lèvres du col, il envahit peu à peu toute cette ouverture, monte au-dessus, comprenant ainsi toute l'épaisseur des lèvres du col; puis gagne progressivement toute sa hauteur, la partie correspondant à l'orifice interne se ramollissant la dernière. C'est donc de *bas en haut*, de l'orifice externe à l'orifice interne, que se fait le ramollissement. Qu'il s'agisse d'une primipare ou d'une multipare sa marche est toujours la même. Seulement chez cette dernière, le col ayant subi déjà des modifications par suite des grossesses antérieures, ce ramollissement semble se faire plus rapidement que chez la primipare et ne donne pas des indications aussi précises pour l'âge de la grossesse. Chez les primipares au contraire on peut dire d'une façon générale que du 3e au 4e mois l'épaisseur du museau de tanche est ramollie dans une étendue de 3 à 5^{mm} ; vers le 6e mois le ramollissement s'est étendu à la moitié de la portion vaginale ; à 8 mois toute la portion vaginale est prise, la portion sus-vaginale se ramollissant à son tour dans le courant du 9e mois.

Suivant Lott la cause de ce ramollissement tiendrait à une augmentation de volume des éléments constitutifs du col et à la formation d'éléments nouveaux, d'une autre part à des phénomènes de stase résultant de la pression de la tête sur le segment inférieur. Cette dernière cause se ferait donc surtout sentir dans les derniers temps de la grossesse.

2° *Modifications dans l'état des orifices.* — Chez les primipares, à la place d'une fente transversale, on trouve une petite cupule limitée par des bords lisses et réguliers, cupule qui ne s'ouvrira pas avant le début du travail. — Chez les multipares, l'orifice externe doit s'arrondir également, mais il devient en même temps plus ou moins béant, ses bords présentent des irrégularités, des échancrures, indices d'accouchements antérieurs. La béance du col est encore augmentée par le renversement plus ou moins grand des bords en dehors. Col en cloche, en éteignoir...

Une fois l'effacement opéré, le col n'est plus représenté que par une dépression, fermée chez les primipares, ouverte chez les multipares et constituée chez les unes comme chez les autres par l'orifice externe du museau de tanche.

. Quant à l'orifice interne, il cède et se laisse distendre dès la fin du sixième mois, mais il est immédiatement remplacé par un orifice fictif nouveau formé par le tissu du col qui n'a pas encore cédé, et ainsi de suite, de sorte que l'opinion de Stoltz qui fait rester cet orifice sans changement jusqu'à huit mois 1/2 a été généralement acceptée.

3o Modifications d'étendue. — Effacement.—L'étendue du col, c'est-à-dire sa longueur, sa largeur, son épaisseur, se modifient-elles pendant la grossesse? Il n'est pas de question qui ait été plus discutée par les accoucheurs.

Trois opinions sont encore en présence:

Pour les uns le col se raccourcit progressivement jusqu'à la fin de la grossesse ; pour les autres il n'éprouve aucune modification de longueur, et ne s'efface que pendant les derniers jours ou les dernières heures ; pour d'autres enfin il subit au contraire un léger allongement, mais ne s'efface également qu'au terme de la grossesse. Une opinion nouvelle ayant été formulée en ces derniers temps, nous en ferons l'étude dans un paragraphe spécial.

A.—*Auteurs qui prétendent que le col s'efface progressivement à partir du sixième mois environ.* — L'idée du raccourcissement progressif appartient aux accoucheurs anciens. On lit dans leurs ouvrages que le col a perdu la moitié de sa longeur au 6ᵉ mois, les 2/3 au 7ᵉ, et qu'il a complètement disparu au 8ᵉ et 9ᵉ.

Rœderer (1752), Levret, Stein l'ancien (1770), A. Petit, Baudeloque, Désormeaux admettent que, pendant les 4 ou 5 premiers mois de la grossesse, l'utérus se développe exclusivement aux dépens de son fond et de son corps et que ce n'est qu'à partir de cette époque qu'on voit le col concourir à son ampliation par une dilatation qui se ferait de la partie supérieure à la partie inférieure. Une sorte de lutte s'établirait entre les fibres du corps et celles du col. Les premières commenceraient par se ramollir et s'allonger et exerceraient, en se contractant vers le milieu de la grossesse, des tiraillements sur les secondes dont les anneaux s'ouvriraient successivement de haut en bas, de sorte qu'à un moment donné il ne resterait plus du col qu'un simple orifice à bords plus ou moins épais.

A. Petit regarde le col comme un magasin dans le-

quel la nature a mis en réserve les fibres musculaires
dont elle a besoin pour fournir à l'expansion de l'u-
térus pendant la fin de la gestation. L'accouchement
débute, pour cet auteur , quand ce magasin est
épuisé.

Velpeau prétend qu'en s'imbibant en quelque sorte
de fluides pendant la grossesse l'organe gestateur a
pour but de déplisser ses fibres d'une manière active ,
ce déplissement se faisant d'abord dans le corps et le
fond. Ce n'est que lorsque ce déplissement des fibres
du col est terminé, que la matrice entre en contraction pour expulser son contenu.

Jacquemier n'est plus aussi affirmatif ; il fait des
restrictions disant que le mode de dilatation n'est pas
encore parfaitement connu. Mais il ajoute cependant
qu'il est très rationnel d'admettre que la dilatation se
fait de haut en bas, d'une manière *lente* et *graduelle*
jusqu'à l'orifice externe. Il n'adopte pas en tous points
l'avis de Stolz.

Chailly (1861) soutient une opinion un peu différente. Pour lui la portion sus-vaginale du col ne se
modifie pas pendant la grossesse, seule la portion sous-
vaginale se ramollit de plus en plus à partir du début
de la conception jusqu'au moment de l'enfantement.

Dans sa thèse sur les obstacles que le col utérin
peut apporter à l'accouchement (1863), Ygonin dit
qu'il a observé attentivement près de 200 femmes
dans les dernières périodes de la grossesse et dans la
première période de l'accouchement. Or, il a toujours
constaté que pendant que l'orifice externe du col utérin était élargi, souple et dilaté, l'orifice interne était

encore fermé ou bien moins dilaté. Il a remarqué que les lèvres du col s'écartent et que sa cavité prend la forme d'un cône tronqué dont la base est en bas. Celui-ci, dit-il, s'aplatit de plus en plus par la dilatation de l'orifice externe jusqu'à ce que la portion vaginale de l'utérus étant entièrement distendue, on ne trouve plus qu'une seule ouverture pour pénétrer dans la cavité utérine, *c'est l'orifice interne.* Lorsque le col est bien effacé on peut voir manifestement les lèvres de l'orifice externe à quelque distance de l'orifice interne et l'entourant circulairement.

Pour Pénard le col s'efface de bas en haut aussi bien chez les primipares que chez les multipares et il s'ouvre en conservant un seul orifice *qui est l'orifice interne.*

En résumé, pour ces auteurs, le col diminue de longueur pendant le cours de la grossesse, ce racourcissement s'opérant pour les uns de haut en bas, au profit de la matrice dont la capacité augmente ; et de bas en haut pour les autres, de sorte que le col ne concourt en aucune façon à l'ampliation de la cavité utérine.

B. — *Auteurs qui prétendent que le col ne subit aucune modification pendant la grossesse; qu'il ne s'efface que pendant les derniers jours ou les dernières heures.* — D'anciens anatomistes, R. de Graaf (1671), Verheyer (1710), Weitbrecht (1750), avaient déjà enseigné que le col de l'utérus restait sans modification jusqu'à la fin de la grossesse; mais ce fut

Stolz qui le premier déclara avec autorité (1) que le col ne se raccourcit pas, qu'il ne se modifie pas dans sa largeur pendant la gestation et que le raccourcissement est simulé par le rapprochement de l'orifice interne de l'externe, et par l'évasement, l'élargissement de la partie moyenne du col, qui conserve en réalité toute sa longueur.

Dubois, Pajot, Scanzoni, Manoury, Salmon, Cazeau, Filugelli, adoptent cette idée.

Les recherches de Stolz, écrit Depaul, sont parfaitement exactes, car je les ai vérifiées un grand nombre de fois. Playfair (1879) est également du même avis : Le col, dit-il, conserve en réalité sa longueur normale de 2 cent. 1/2, et le doigt peut même le mesurer souvent presque jusqu'à la fin de la grossesse, pendant la vie, sa cavité étant entr'ouverte. Il y a toujours sans doute un raccourcissement apparent, mais c'est une sensation trompeuse due à la mollesse excessive du tissu du col, signe caractéristique de la grossesse et des plus importants pour le doigt exercé.

Pour Nœgelé également (1880) ce raccourcissement n'est qu'apparent, et le canal cervical persiste jusqu'à la fin de la gestation.

En Allemagne, Kilian (2) s'était élevé contre les opinions de Rœderer et de Stein. Il admit que le col n'éprouvait pas de modifications jusqu'aux 4 ou 5

(1) *Considérations sur quelques points relatifs à l'art des accouchements,* Strasbourg (1826).

(2) *Die Geburtsk, von de Seite de Wiss. u. Kunst.* Frankfürt, 1839).

dernières semaines, mais qu'à partir de ce moment l'élargissement de l'orifice interne commençait à se produire.

En 1865, Taylor, en Amérique, exprima cette même opinion.

En Allemagne, Spiegelberg (1865), Müller (1868), Schrœder ; en France, Tarnier, Charpentier, prêtent encore leur appui aux idées de Stolz, Pajot, Dubois et Depaul.

Effacement du col. — Voici, suivant Stolz, comment s'effectue cet effacement : l'orifice externe se rapproche graduellement de l'orifice interne par l'affaissement des parties intermédiaires ; ce qui rend la cavité du col plus large, plus évasée dans son milieu à mesure que les deux orifices se rapprochent ; et lorsqu'ils sont peu éloignés l'un de l'autre, l'interne s'ouvre le premier. La portion du col intermédiaire aux deux orifices se dilate en très peu de temps. Chez les femmes qui ont déjà eu des grossesses antérieures les choses se passent d'une manière inverse : l'orifice externe semble s'évaser le premier et l'interne ne s'ouvre que lorsque l'accouchement est imminent. Ainsi, d'après Stolz, dans une première grossesse, le col disparaît de l'intérieur à l'extérieur, et dans les grossesses subséquentes, de l'extérieur à l'intérieur.

Stolz eut sur ce point de nombreux contradicteurs ; presque tous les accoucheurs s'accordèrent bientôt pour dire que le col s'efface toujours de haut en bas aussi bien chez les primipares que chez les multipares. Tarnier et Chantreuil font observer que lorsque pendant le travail on est obligé de débrider le col, c'est toujours heureusement sur l'orifice externe que portent les incisions et non sur l'orifice interne.

Pour Charpentier, l'effacement du col se produit normalement et régulièrement dans les derniers jours ou les dernières heures de la grossesse par un travail insensible, dont la femme n'a pour ainsi dire pas conscience. Ce travail d'effacement précède la dilatation ; il se fait toujours de haut en bas. A mesure que le col cède, les parties au-dessous de cet orifice s'évasent, s'étalent à leur tour et viennent successivement et d'autant plus tardivement qu'elles sont plus inférieures, se confondre avec la cavité du corps. Une fois l'effacement complet, l'utérus ne forme plus qu'une seule cavité—col et corps—fermée par l'orifice externe ; cet orifice est à peine perceptible au fond du vagin lorsque la femme est primipare. Chez la multipare, l'orifice est toujours plus ou moins béant et facile à toucher.

C.—*Auteurs qui prétendent que le col augmente d'étendue pendant la grossesse* - - Math. Duncan (1876), Martin (1877), et enfin, tout récemment, Tarnier et Chantreuil (1882), soutiennent que le col augmente d'étendue pendant la grossesse. Mais pour Duncan, l'effacement ne se produit encore que vers les derniers jours, tandis que pour Tarnier et Chantreuil, qui semblent adopter des idées toutes récentes, cet effacement s'effectuerait pendant le cours de la grossesse.

Pour Duncan (1876), pendant la grossesse le col de l'utérus est très épaissi, ramolli et souvent légèrement allongé. Le phénomène d'effacement se produit par un processus silencieux ou par suite de contractions indolores qui surviennent quelques jours ou quelques heures avant le début des contractions douloureuses, comme Millot l'a fort bien décrit.

Martin (1), après de nombreuses mensurations chez des primipares et des multipares, aux différentes époques de la grossesse, est arrivé aux conclusions suivantes : Le col, dans les derniers mois de la grossesse, augmente dans toutes ses dimensions, aussi bien chez les primipares que chez les multipares. Il devient plus long et plus large L'engagement de la tête dans l'excavation n'a pas d'autre influence sur l'état du col que de hâter ce changement et de déterminer plus tôt et plus nettement son complet développement.

Tarnier et Chantreuil sont assez disposés à admettre cette opinion. Pour eux, en effet, le col subirait un allongement, mais il ne serait que de quelques millimètres.

D. — *Opinion nouvelle : allongement puis effacement progressif à partir du septième mois. — Recherches de Braune, Müller, Lott, Bandl. —* Dans ces derniers temps cette étude du col pendant la grossesse a été reprise par des accoucheurs étrangers. Leurs recherches nous rapprocheraient, pour

(1) Das verhalten des Cervix uteri Während der letzten Schwangerschafts monate.... Stuttgard. 1877.

ainsi dire, de l'opinion des anciens accoucheurs français, Levret, Petit, etc.

Braune (1) en faisant l'autopsie de femmes mortes pendant les derniers temps de la grossesse a montré que le col avait 11 centimètres dans sa partie antérieure et 10 centimètres dans sa partie postérieure.

Müller (2) admet la dilatation, l'allongement du col se produisant jusqu'à la fin de la grossesse. Il avait lui-même décrit un orifice qui a porté son nom pendant un certain temps ; cet orifice, isthme de Müller, situé entre les deux orifices cervicaux, n'aurait été pour lui qu'un repli de la muqueuse, variable dans sa situation :

Lott (3) qui admet l'isthme de Müller le regarde comme formé par l'invagination de la muqueuse et d'une partie du stroma du col.

Bandl accepte cette idée de Lott, et il en résulte que l'anneau de Müller serait un état accidentel, c'est-à-dire un simple repli de la muqueuse du col, entre le col et la tête. L'orifice interne de Müller n'est donc qu'un repli fictif, et le tissu du col est absorbé par le segment inférieur de l'utérus.

Pour Bandl (1876) (4) le col augmente de longueur pendant les 6 ou 7 premiers mois de la grossesse;

---

(1) Wilh Braune. *Die Lage der Uterus und Fœtus am Ende der Schwangerschaft*. Leipsig, 1872.

(2) *Untersuchungen über die Verkurzung der Vaginale portion in den letzten Monaten der Graviditat*, Vürzburg, 1878.

(3) *Zur Anatomie und physiologie der Cervix uteri*. Erlangen, 1872.

(4) *Ueber das Verhalten des Uterus und Cervix in der Schwangerschaft und wahrend der Geburt*, Stuttgard. 1876.

ainsi, tandis que le col d'une femme multipare mesure 3 centimètres, Bandl a trouvé que cet organe pouvait acquérir une longueur de 4 à 6 centimètres par le fait de la gestation. Mais d'après lui le col diminuerait de longueur dans les 2 ou 3 derniers mois, c'est-à-dire dans les dix dernières semaines environ et contribuerait à former de concert avec le segment inférieur du corps de l'utérus un canal, le canal *cervico-utérin*, appelé encore canal de Braune, parce que cet auteur l'a bien décrit et figuré avec des coupes faites sur des cadavres congelés. A la fin de la grossesse le col ne fait pas tout entier partie de ce canal ; il en reste encore un petit moignon qui disparait sous l'influence des premières contractions douloureuses du travail.

Voici quel serait, d'après cet auteur, le processus qui expliquerait ces deux phénomènes corrélatifs : effacement du col et formation du canal cervico-utérin. Le ramollissement envahit progressivement de bas en haut les couches musculaires du vagin, du col et de la partie inférieure de la cavité utérine sur laquelle repose l'œuf. Ce ramollissement est complet à une époque qui n'est pas encore bien déterminée, mais que Bandl fixe approximativement à la fin du septième mois de la grossesse. A ce moment il se produit au-dessus de l'orifice interne du col un évasement du segment inférieur du corps de l'utérus. La cavité infundibuliforme qui résulte de cet évasement s'agrandit ensuite aux dépens du col et contribue à former le canal cervico-utérin. Les parois de ce canal sont très minces, ce qui les distingue immédia-

tement des parois du corps de l'utérus qui sont beaucoup plus épaisses. Cette différence d'épaisseur constitue, sous forme d'un rebord circulaire, la limite
supérieure du canal cervico-utérin. Ce rebord est
appelé *anneau de Bandl*. C'est lui qui avait été si-
gnalé autrefois par Scanzoni sous le nom de second
orifice interne. On se rend bien compte de cette disposition quand on fait la version : l'utérus venant à se
contracter, la main déjà introduite dans le canal cervico-utérin se trouve arrêtée par l'anneau en question lorsqu'elle veut pénétrer plus loin. Il ne faut pas
oublier qu'il n'y a pas là un anneau musculaire spécial, mais simplement une variation d'épaisseur
tenant à ce que la couche moyenne de la tunique
musculaire de l'utérus disparaît en arrivant dans le
canal de Braune. On peut sentir cet anneau à la fin
de la gestation en introduisant le doigt indicateur
dans le vagin, puis dans l'utérus. Après avoir franchi
l'orifice interne de ce qui reste de col on arrive dans
la cavité du canal de Braune, où l'on sent les membranes et la partie fœtale. En portant le doigt plus
haut, soit en avant au niveau de la symphyse, soit en
arrière au niveau du détroit supérieur, on atteint
le rebord, que l'on reconnait facilement si l'utérus
se contracte et si les parois de l'organe ont une épaisseur suffisante.

L'anneau de Bandl est donc situé au niveau du
détroit supérieur, un peu au-dessus du point où le
péritoine se réfléchit de l'utérus sur la vessie. La
surface interne de ce canal est dépourvue de caduque
dans un grand nombre de points où le chorion est

en contact direct avec la couche musculaire. Cela tient à ce que la caduque, n'ayant pas pu suivre le mouvement d'expansion des couches extérieures, s'est déchirée en maints endroits. On la retrouve seulement par ilots disséminée sur toute la surface interne du segment inférieur et sous forme de lambeaux flottants dans la cavité utérine, un peu au-dessus de l'orifice interne du col.

Quant au col lui-même nous savons donc qu'il diminue de longueur à mesure que se forme le canal cervico-utérin ; sa couche musculaire participe, à l'exclusion de la muqueuse, à la formation de ce canal. La muqueuse cervicale, doublée du tissu conjonctif qui la soutient, s'affaisse et glisse sur la couche musculaire ; elle forme ainsi des plis imbriqués longs de plusieurs millimètres et l'orifice interne formé par cette muqueuse se rapproche de l'orifice externe. C'est ce qui explique comment le col parait n'avoir plus à la fin de la grossesse que 1 ou 2 centimètres de hauteur.

On voit que dans sa 1re publication Bandl ne considère pas son anneau comme siègeant tout-à-fait à l'orifice interne du col puisque pour lui, le corps utérin participe aussi en partie à la formation du segment inférieur aminci qui est au-dessous. Cette opinion de Bandl ressemble à celle de Jacquemier, qui avait déjà dit que le corps de l'utérus se développe aux dépens de ses 3/4 supérieurs pendant les six premiers mois de la gestation et de son quart inférieur pendant les trois derniers. Elle ressemble encore beaucoup plus à l'opinion des anciens auteurs, Levret,

Petit... qui admettaient que le col était absorbé progressivement par le corps pendant les derniers mois de la grossesse.

Comme nous venons de le voir, la doctrine de Stoltz — intégrité du col jusqu'à 8 mois 1/2 de grossesse — a commencé à être battue en brèche par les travaux allemands en 1872. C'est à cette date que Braune, de Leipzig, publia son magnifique atlas contenant des planches de grandeur naturelle représentant diverses coupes de femmes congelées pendant le huitième mois de la grossesse.

On décrivit alors sous le nom de canal cervico-utérin de Braune, la partie inférieure amincie de l'utérus dans laquelle pénètre de plus en plus, pendant les deux derniers mois, la partie inférieure de l'œuf.

En 1876 Bandl, alors assistant de C. Braün à Vienne, appela spécialement l'attention sur l'anneau musculaire qui établit la transition entre la partie mince et la partie épaisse de l'utérus. Tous les accoucheurs qui ont voulu depuis chercher cet anneau, soit par le palper quand cet anneau remonte très haut, soit dans tous les cas par un toucher intra-utérin profond, tous les accoucheurs, dis-je, ont pu vérifier l'exactitude des descriptions de Braune et Bandl. Le professeur Chiara, de Milan, a publié en 1878, lui aussi, un atlas admirable contenant des planches en chromolithographie de grandeur naturelle ; ce sont les coupes, faites en divers sens, d'une femme morte pendant l'évolution spontanée d'une présentation de l'épaule. On peut y voir non seulement l'attitude bizarre du fœtus, mais l'épaisseur de l'utérus dans ses diverses régions. Ces faits sont aujourd'hui hors de toute contestation. Mais il n'en est pas tout-à-fait de même en ce qui touche leur interprétation.

Le mot anneau de Bandl a lui-même induit en erreur quelques accoucheurs qui ont cru qu'il s'agissait d'un anneau de renforcement des fibres musculaires siégeant à une certaine hauteur du corps de l'utérus; c'était du reste la manière de voir de Bandl, lors de ses premières publications (1876).

Mais bientôt Chiari, de Vienne, assistant du professeur Heschl et qui dirigeait les travaux du magnifique institut d'anatomie pathologique de ce professeur, bientôt, dis-je, Chiari démontra sur un certain nombre d'utérus vers la fin de la grossesse, que cette région amincie de la paroi utérine était recouverte de la muqueuse du col utérin au lieu d'être, ainsi que le corps de l'utérus, en contact direct avec la caduque, comme l'avait pensé Bandl et comme Schrœder continue encore de l'enseigner. Plus tard un assistant du professeur Spaeth, de Vienne, le Dr Kucher, qui a pu faire des recherches assez nombreuses sur ce point, affirme avoir toujours trouvé le segment inférieur mince de l'utérus recouvert d'une muqueuse qui n'est pas la caduque, et qui conserve, plus ou moins modifiés, il est vrai, les caractères histologiques de la muqueuse du col.

De sorte que, l'anneau de Bandl, qui commence à s'élever dans la cavité utérine à partir du septième mois de grossesse, n'est pas autre chose que le rebord inférieur du cylindre musculaire épais par lequel le corps utérin se continue avec le col, qui, lui, s'amincit en s'étendant dans tous les sens pendant que le corps garde à peu près partout une même épaisseur.

Le cylindre ramolli et affaissé qui constitue le col à sept mois de grossesse commence à s'évaser par le haut ; à partir de ce moment, il se transforme insensiblement en une cupule mince qui est complète au moment du début du travail, quand il ne reste plus de col, mais seulement un orifice, l'ancien orifice externe. On est encore assez peu fixé sur les conditions qui font que cet effacement s'exécute plus ou moins rapidement, et la primiparité ou la multiparité n'est pas, comme l'a cru, la seule condition influente de cette plus ou moins rapide transformation.

M. Poullet a fait faire spécialement pour notre thèse de petites gravures qui donnent une idée aussi exacte que possible de ces transformations.

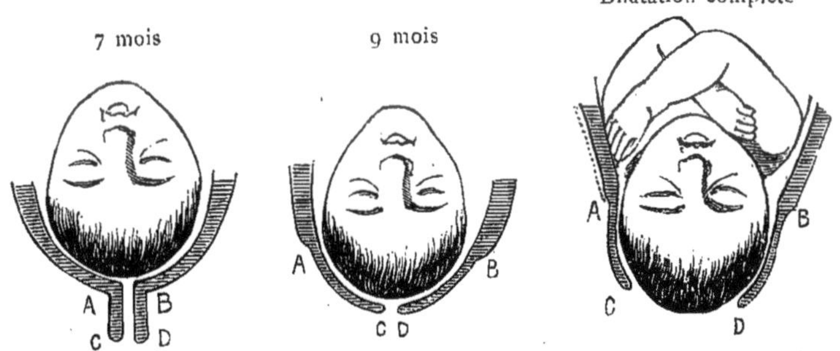

On peut voir que de sept mois à neuf mois, pendant l'effacement, le col, primitivement cylindrique et épais, devient une cupule mince ; puis l'effacement étant complet, la dilatation commence avec le travail, et, pendant cette dilatation, la cupule mince se transforme à son tour en cylindre mince, dont les deux cercles extrêmes finissent par être d'un égal diamètre, celui de la partie fœtale qui doit être expulsée.

Toutes les fois que le col est assez ouvert pour recevoir un ou plusieurs doigts sans qu'il soit complètement effacé, comme cela arrive exceptionnellement dans quelques cas, dans l'hydramnios notamment, on ne doit pas appeler cet état un état de dilatation. Tant que le col forme un cylindre à deux orifices, bien qu'il ait perméabilité, on doit désigner cet état, comme le fait Charpentier, sous le nom de *béance* du col.

Le docteur Kucher dont nous parlons ci-dessus et qui est aujourd'hui un accoucheur très en vue à New-York, vient de publier un travail remarquable sur le rôle de l'anneau de Bandl dans les ruptures de l'utérus (1).

Nous avons fait reproduire une des gravures contenues dans ce travail ; nous la donnons ici, en l'accompagnant de la traduction que nous avons faite avec M. Poullet de deux pages qu'il renferme , relatives à l'ascension de l'anneau de Blandl. Cet anneau s'élève, en effet, plus ou moins haut pendant le travail, par l'amincissement de plus en plus grand du segment inférieur (col utérin), suivant l'intensité des résistances à l'accouchement et suivant la prolongation des contractions du corps de l'utérus qui tire en haut le bord supérieur de ce cylindre aminci :

(1) Kucher. How to prévent rupture of the parturient uterus. (Extrait de *The American Journal of obstetrics and diseares of Women.* N° III July 1881.)

Le docteur Kucher s'exprime ainsi : « Il a été beaucoup écrit par divers auteurs sur la formation du segment inférieur de l'utérus gravide ; est-il formé par le col dilaté ou par les parties infé-rieures du corps de l'organe ? cette question n'est pas encore résolue. D'après l'ancienne opinion de Stolz, qui est encore partagée par beaucoup d'accoucheurs, entre autres C. Braün, le col est encore intact peu de temps avant le travail. Bandl avait avancé une opi-nion différente qu'il a un peu modifiée dans ses der-nières publications, Chiari ayant pu montrer des uté-rus dans lesquels le segment inférieur était tapissé par la muqueuse du col et non par la caduque comme Bandl l'avait soutenu tout d'abord. De son côté, Schrœder dit avoir trouvé le segment inférieur tapissé par de la caduque. Il croit par conséquent que pendant la dernière période de la grossesse le segment inférieur a été formé par le corps de l'utérus et non par le col seul.

« J'ai examiné moi-même un certain nombre d'uté-rus gravides et dans tous j'ai trouvé le segment infé-rieur constitué exclusivement par le col.

« Hélie (de Nantes) a trouvé par des dissections anatomiques que le tissu de l'utérus est formé de trois couches musculaires ; une externe, une médiane et une interne. La couche médiane, de beaucoup la plus importante en considération de son rôle dans l'arrêt des hémorrhagies post-partum, puisqu'elle forme un réseau autour des vaisseaux, la couche médiane, dis-je, manque absolument dans le col. Cette différence dans la constitution anatomique du segment inférieur permet généralement de le reconnaître même par le palper, car, par sa faible épaisseur, il diffère du corps de l'utérus. Il résulte de cette différence une ligne de démarcation entre le col devenu segment inférieur et le corps de l'organe. Le bord inférieur du corps de l'utérus dans un accouchement normal peut être facilement touché par le doigt si l'orifice externe est complètement dilaté.

« Cette ligne de démarcation entre le corps et le col reste ordinairement à la même hauteur jusqu'à l'expulsion du fœtus ; mais il n'en est pas ainsi dans les cas où il y a quelque disproportion entre la force expulsive et la résistance. Cette disproportion peut résulter soit d'un bassin rétréci, soit d'une tête volumineuse, dure ou hydrocéphale, soit d'une présentation défavorable du fœtus, soit enfin de cicatrices inextensibles du col utérin ou du vagin. Dans ce cas, la ligne de démarcation dont nous parlons ci-dessus s'élève plus ou moins vers l'ombilic.

« Plus la contraction utérine est énergique, plus le tissu de ce col aminci est souple, plus cette ligne de séparation s'élèvera haut, en même temps une partie de plus en plus grande du fœtus est pressée dans ce col et, par conséquent, cette paroi du col est tendue dans deux directions différentes ; transversalement par la portion fœtale qui est engagée, et longitudinalement, c'est-à-dire dans l'axe même de l'utérus, par les contractions mêmes de cet organe. Si le col est bien souple et si la contraction abdominale qui agit pour abaisser le fond de l'utérus est peu efficace, comme dans les cas de parois abdominales flasques, une disproportion légère peut suffire pour produire l'amincissement exagéré dont nous parlons ; mais cependant il faut toujours une disproportion. Si l'enfant ne peut avancer à cause de la résistance qu'il rencontre, plus l'utérus se contracte longtemps, plus

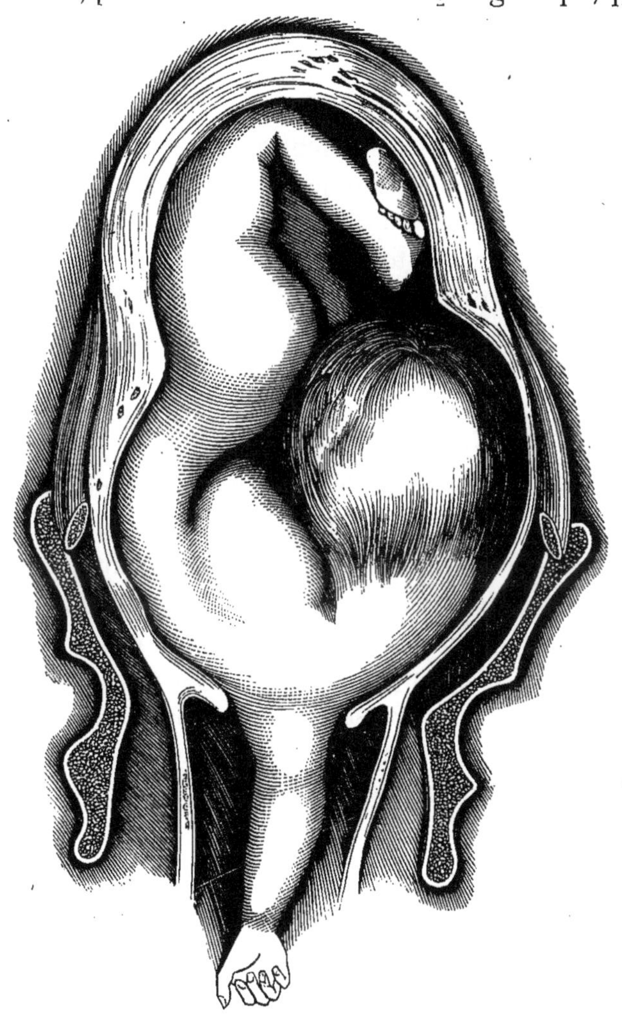

Tête et thorax de l'enfant engagés dans le segment inférieur de l'utérus, au-dessous de l'anneau de Bandl, où l'on voit la coupe de gros sinus.

la partie fœtale qui est pressée dans le col est volumineuse, plus le col parviendra à se distendre. Le
col peut ainsi atteindre une longueur de 15 cent. et
même plus. Il devient alors si mince qu'il n'a souvent
plus que 2 ^{mm} d'épaisseur. Il a pu souvent être pris
pour la paroi vaginale. Par le palper, les parties de
l'enfant qui sont pressées dans le col peuvent être
senties aussi distinctement que si elles étaient recouvertes seulement par les parois abdominales. Mais
cet amincissement du col ne peut être facilement
reconnu par le toucher intra-utérin ; au contraire,
nous pouvons, parfois, trouver par le toucher que le
col a une épaisseur assez grande. On peut même
trouver ce col remarquablement épais, parce qu'il est
infiltré de sérosité par suite de sa compression entre
la partie fœtale qui se présente et le bassin.

« On ne pourrait reconnaître l'amincissement
que si le doigt qui touche était introduit très haut ;
mais cela n'est du' reste pas nécessaire, l'examen
par le palper étant tout à fait suffisant. Non seulement la ligne de démarcation peut être facilement
perçue par le palper, mais on peut même souvent la
voir distinctement, surtout pendant une contraction.

« En même temps que le col s'amincit, le corps de
l'utérus expulsant son contenu se rétracte et devient
plus épais ; les parois arrivent même à mesurer
5 cent. et plus. L'utérus entier s'adapte comme un
bonnet sur le fœtus sur lequel il reste rétracté pendant les intervalles des douleurs. Les ligaments ronds
eux-mêmes sont en état de contraction, de sorte qu'on
peut les sentir comme des cordes tendues et épaisses

et ils restent même ainsi pendant l'intervalle des contractions. »

La suite de cette intéressante brochure est consa-
crée au rôle que cet amincissement joue dans les ruptures spontanées de l'utérus. M. Kucher cite un
certain nombre de faits démontrant que les ruptures
spontanées se produisent toujours non sur le corps
même de l'utérus, mais sur cette partie amincie qui
avait remonté plus ou moins haut sur le fœtus ; ce
qui explique l'erreur des auteurs qui les ont décrites
jusqu'ici comme des ruptures du corps même de l'organe.

Les auteurs français Tarnier et Charpentier, qui
ont donné des extraits de la brochure de Bandl, de
1876, n'ont pas pu adopter entièrement sa doctrine ;
elle est, en effet, excessivement obscure. Bandl avait
bien décrit l'anneau de transition entre une partie
épaisse et une partie mince des parois de la cavité
utérine, mais il n'avait pas osé considérer tout ce qui
est au-dessous de cet anneau comme appartenant au
col. Aussi il y a cherché la caduque. Il parle de quelques lambeaux flottants de cette membrane. Ce fut
Chiari qui démontra que la muqueuse qui tapisse
cette région est bien la muqueuse du col et non la
caduque.

Kucher vérifia et confirma ce fait par ses recherches anatomiques et adopta formellement alors l'opinion que le segment inférieur aminci est tout à fait
formé par le col entier, et que l'anneau de Bandl
n'est autre que le bord inférieur du corps de l'organe.

C'est en cela que le passage de Kucher, dont nous

avons fait la traduction, est important ; on voit au début cette assertion que Bandl lui-même s'est rendu à cette opinion, qui est nette et précise. On peut l'admettre ou la rejeter, mais au moins elle est compréhensible, tandis que tous les Français qui ont essayé de chercher dans les écrits de Bandl ce que devient le corps de l'utérus, ce que devient le col, n'ont pas pu s'en faire une idée exacte, ce qui a nui beaucoup à la vulgarisation de la doctrine.

ADHÉRENCES DES MEMBRANES.

L'œuf s'est entouré de la caduque pour en faire son enveloppe la plus extérieure. Cette caduque, qui n'est autre chose que la muqueuse même du corps de l'utérus, conserve de faibles adhérences avec cet organe jusqu'au moment de l'accouchement.

Lorsqu'on est obligé d'introduire la main dans la cavité utérine, l'œuf étant encore entier, on peut sentir ces faibles adhérences, mais les parties inférieures de l'œuf n'en présentent jamais. On pourrait croire que les premières contractions ont décollé cette partie ; il n'en est rien. La cupule inférieure des membranes de l'œuf n'a jamais adhéré au pourtour de l'orifice utérin.

Vers la fin du sixième mois, alors que le col est encore un petit cylindre étroit, l'œuf entier adhère sur toute sa surface à la cavité du corps utérin, par la caduque dont les éléments subissent les transformations morphologiques qui préparent leur séparation ultérieure de l'organe maternel. A ce moment l'orifice interne du col utérin n'occupe sur la surface de l'œuf qu'une circonférence de 4 à 6 millimètres environ. Le cylindre formant primitivement le col devient plus tard une cupule de 10 centimètres de diamètre ; le point correspondant des membranes de l'œuf, c'est-à-dire ces 4 ou 6 milimètres de caduque doivent alors s'étendre parallèlement, mais simplement juxtaposés au segment inférieur qui vient s'appliquer contre elle.

Ce développement parallèle de deux surfaces primitivement séparées exclut donc toute idée d'adhérence entre elles.

PLACENTA PRÆVIA.

Un point qui n'a pas encore été suffisamment étudié par les auteurs, c'est la façon dont se comporte le col par rapport au placenta prævia pendant l'effacement et pendant la dilatation. S'il y a vraiment des grossesses cervicales, comme le prétendent MM. Chavanne, Barnes, Kolb, Courty, l'œuf se greffe alors dans le col lui-même et l'on comprend la possibilité de l'insertion centrale sur l'orifice externe du col.

Mais presque toujours le placenta prævia se greffe au-dessus de l'orifice interne. Lorsque cet orifice commence à s'étendre, il tiraille les adhérences du placenta ; celui-ci s'agrandit comme la région cervicale de l'utérus, d'où ces formes étalées en même temps que amincies, formes placentaires connues depuis Sirélius qui , le premier , les a signalées.

M. Poullet fait remarquer que le placenta præ-via doit se comporter avec le segment inférieur comme le font ordinairement les membranes.

Lorsque l'orifice cède et remonte sur la partie fœtale , la région du col qui devient segment inférieur de l'utérus arrive à se mettre en contact avec le placenta distendu, mais il y a alors simplement contact et non insertion.

Il doit donc exister tout autour de l'orifice externe du col une zone circulaire où le placenta est aminci, tiraillé et *non inséré*. Il résulte de ces considérations que l'hémorrhagie peut se produire d'une façon différente que les auteurs ne l'ont indiqué jusqu'ici.

La petite région du placenta, qui n'a jamais été insérée, peut se rompre, ne pouvant pas s'agrandir autant que les parties sous-jacentes du col utérin. Les lacs sanguins de cet organe sont alors déchirés et le sang maternel s'écoule par cette fissure, alors même qu'aucun point de l'insertion placentaire n'a été décollé. Ce n'est pas dire que des décollements ne puissent pas se produire aussi et ajouter à l'hémorrhagie. Celle-ci peut donc avoir lieu , soit par la déchirure placentaire, soit par les sinus utérins ouverts par le décollement.

Cette explication est en harmonie avec ce que Braune et Bandl nous ont appris sur les changements qui surviennent dans le col et le segment inférieur de l'utérus pendant les deux derniers mois de la grossesse et pendant le travail.

Nous verrons page 103 la conduite conseillée dans ce cas.

ARTICLE III

MÉCANISME DE LA DILATATION.

Certains auteurs considèrent la dilatation comme exclusivement produite par *la contraction utérine* c'est-à-dire comme un phénomène actif; d'autres croient que le col cède aux efforts de la poche des eaux d'abord, de la partie fœtale ensuite, c'est-à-dire obéit passivement à l'impulsion imprimée au contenu utérin. Barnes est pour cette dernière idée; pour lui le col s'ouvre par la pression excentrique exercée par la poche des eaux et par la tête fœtale. Nous croyons au contraire que la dilatation est surtout active, sans contester pourtant l'influence qu'exerce la poche des eaux; car lorsque les eaux sont écoulées avant le travail la dilatation se fait plus lentement, entraînant ainsi une prolongation notable du travail.

Le corps de l'utérus est un sac musculaire où les fibres longitudinales prédominent et dont l'action se fera sentir de haut en bas et transversalement, tendant à diminuer son étendue dans le sens longitudinal et dans le sens transversal. Au col on ne trouve que des fibres circulaires, sur lesquelles viennent aboutir les fibres longitudinales du corps. Le premier effet de la contraction utérine est donc de raccourcir ces fibres longitudinales et par suite de tirailler sur les fibres circulaires du col. L'action porte tout d'abord sur l'anneau musculaire de Bandl et de proche en proche jusque sur les fibres qui sont au pourtour de l'orifice externe. Il s'établit une lutte entre les fibres longitudinales et ces fibres circulaires ; les premières l'emportant de beaucoup sur les secondes, les anneaux devront donc céder et s'ouvrir. La contraction utérine, allant toujours en augmentant d'intensité, les fibres circulaires s'écarteront de plus en plus, ces anneaux tendront à se relever, à remonter sur la partie fœtale engagée.

« Le corps de l'utérus est actif, dit Duncan, il pousse la partie qui se présente contre l'ouverture du col. Le col est tout à fait passif et en même temps qu'il se dilate, il s'allonge et s'amincit. Le corps de l'utérus agit également et de toutes parts sur le col et sur le vagin ; il tire sur eux en même temps qu'il pousse le fœtus contre eux et à travers eux, de la même façon que les bras tirent sur la tige d'une botte en même temps que le pied est poussé dans l'intérieur de la botte. »

L'utérus en se contractant réduit sa capacité, il exerce de toutes parts une pression sur son contenu solide et son contenu liquide. La partie solide se réduit autant que faire se peut, mais la partie liquide, incompressible, vient transmettre l'effort utérin au point où cet utérus est le moins résistant, c'est-à-dire au niveau du col. Le liquide est poussé dans les membranes qui viennent se présenter comme un coin, et tendre de plus en plus à élargir l'ouverture.

Les membranes une fois rompues, c'est la partie fœtale qui vient s'engager dans le col et en achever la dilatation qui est donc à la fois active et passive.

Quand le col est arrivé à son summum de dilatation les bords se sont confondus avec les parois vaginales de telle façon que le vagin et la matrice ne forment plus qu'un seul et même canal : On dit alors que la dilatation est complète.

La dilatation se fera d'autant mieux et d'autant plus vite que les contractions seront plus énergiques, la rupture des membranes plus tardive, l'état anatomique du col plus normal , la présentation et la position du fœtus plus avantageuse et la conformation du bassin plus régulière.

SECONDE PARTIE

De la dilatation artificielle du col utérin

Monsieur le professeur Bouchacourt cite dans ses cours un propos tout à fait topique que lui a tenu un jour M. Stoltz : « Dans ma longue carrière, disait le vénérable doyen des accoucheurs français, le col m'a suscité plus de préoccupations et plus d'ennuis que le bassin. » Cela est d'autant moins étonnant, en effet, que nous sommes presque désarmés contre la dystocie provenant du col.

Les troubles du travail : la rigidité du col, ses irrégularités de dilatation, les temps d'arrêt prolongés de cette dilatation lorsque les eaux se sont écoulées, et que la partie fœtale ne peut s'engager dans l'orifice, ne sont ordinairement combattus que par des moyens insuffisants ou parfois dangereux. Beaucoup de sages-femmes donnent alors très malencontreusement l'ergot de seigle.

Les praticiens plus expérimentés et plus prudents se bornent à une expectation assez prolongée, tout en donnant des bains tièdes à la malade, et en lui portant sur le col de la pommade belladonée.

Cependant lorsque la prudence elle-même conseille l'intervention, que pouvons-nous faire ? Inciser le col et livrer ainsi à l'aide du bistouri, par des débridements multiples de l'orifice, une voie suffisante pour laisser passer le fœtus. On comprend qu'on ne recourre à ce moyen que forcé par une nécessité bien impérieuse ; aussi, ne saurait-on trop étudier attentivement tout ce qui a la prétention, même plus ou moins justifiée, de combler cette lacune de nos moyens d'intervention, de pouvoir, en un mot, dilater le col assez rapidement et avec assez d'inocuité pour permettre de terminer l'accouchement, sans recourir à l'emploi de l'instrument tranchant.

Nous avons vu dans la 1re partie les procédés naturels de la dilatation du col. Comment imiter la nature quand on est appelé à intervenir ?

Etudions les divers moyens d'intervention et commençons par une revue générale de ces moyens suivant l'ordre chronologique de leur apparition :

Le plus ancien moyen d'intervention pour dilater le col est sans contredit ce que l'on décrit généralement sous le nom d'accouchement forcé.

Ensuite est venue la dilatation digitale lente et prolongée dont des matrones ignorantes ont fait le petit travail.

L'éponge préparée, qui pourrait être considérée comme un moyen de dilatation, nous semble agir plutôt comme un excitant du col ; elle fait partie de la série des procédés tendant plus spécialement à la provocation de l'accouchement prématuré que nous n'étudions pas dans cette thèse, et dont nous ne dirons que quelques mots incidemment plus loin, puisque tous ces moyens aboutissent en définitive à dilater le col plus tard, c'est-à-dire indirectement.

Avec Matteï, on a commencé des tentatives instrumentales pour dilater le col ; ces tentatives ont été poursuivies par C. Braün et Barnes.

Enfin deux appareils plus récents seront surtout décrits et étudiés dans cette seconde partie de notre travail.

L'accouchement forcé, c'est-à-dire la dilatation artificielle rapide du col produite avec les doigts, est très ancienne ; elle remonte au moins à A. Paré qui passe pour son inventeur. Louise Bourgeois l'a décrite dans ses œuvres. Elle était pratiquée assez souvent par Mauriceau dans les accouchements dangereux surtout lorsqu'il y avait hémorrhagie.

Nous croyons devoir, pour donner sur ce point une bonne idée de la pratique des anciens accoucheurs, transcrire ici une observation bien célèbre, celle de la sœur même de Mauriceau, qu'il nous a donnée lui-même 29 ans après l'évènement en termes si émus que l'encre, avec laquelle il écrivait, lui semble, dit-il, encore du sang. (1)

____

(1) Obs. de Mauriceau p. 192.

« Ce fut, il y a près de 29 ans, que ma sœur, qui n'avait pas encore 21 ans, étant grosse de 8 mois 1/2, de son cinquième enfant, se portant extrêmement bien pour lors, fut si malheureuse que de se blesser, étant tombée sur les genoux, son ventre ayant aussi porté un peu à terre par la chute; après quoi elle demeura un jour ou deux sans s'en trouver beaucoup incommodée; ce qui fit qu'elle négligea de garder le repos qui lui était bien nécessaire; mais le troisième jour de sa blessure, sur les 11 heures du matin, elle fut subitement surprise de fortes et fréquentes douleurs dans le ventre, lesquelles furent aussitôt accompagnées d'une grande perte de sang, ce qui l'obligea d'envoyer quérir incontinent la sage-femme qui n'entendait pas des mieux son métier, laquelle étant arrivée, lui dit qu'il fallait pour l'accoucher se donner patience que sa matrice se dilatât d'elle-même par les douleurs; l'assurant au reste qu'il n'y avait rien à craindre et qu'elle serait bientôt délivrée de cet accident d'autant que son enfant venait bien. Elle la fit ainsi vainement espérer pendant 3 ou 4 heures jusqu'à ce que, le flux de sang continuant toujours fortement, les douleurs commencent à cesser et que la pauvre femme fut tombée plusieurs fois en faiblesse; après quoi cette sage-femme demanda un chirugien pour la scourir en cette occasion. On vint incontinent chez moi pour m'en avertir; mais malheureusement m'y étant pas trouvé pour lors, on fut quérir celui qu'on croyait être le plus habile de tous les chirurgiens qui pratiquaient à Paris les accouchements. Il arriva sur les 4 heures et, trouvant ma sœur en cet état, il se contenta de dire que c'était une femme morte à laquelle il n'y avait rien à faire que de lui faire recevoir ses sacrements et qu'on ne pouvait pas absolument l'accoucher; à quoi concluait pareillement la sage-femme. Lorsqu'il eut fait ce pronostic, il s'en retourna chez lui sans vouloir rester là davantage et laissa en ce déplorable état et sans aucun secours cette femme à qui il eut indubitablement sauvé la vie s'il l'eût accouchée en ce temps.

Enfin, je revins chez moi où on était venu pour me dire cette mauvaise nouvelle, il y avait fort longtemps. Je courus incontinent chez ma sœur, où, étant arrivé, je vis un si pitoyable spectacle que toutes les passions de mon âme furent agitées dans cet abord de plusieurs et différents mouvements. Après que j'eus appris de la sage-femme tout ce qui s'était passé, et qu'elle m'eut dit le sentiment du chirurgien qui l'avait vue, il y avait plus de 2 heures, j'aperçus que le sang coulait abondamment et sans discontinuer, dont elle avait perdu plus des trois quarts. Je vis aussi qu'il lui prenait, presque de moment en moment, des faiblesses qui s'augmentaient de plus en plus ; ce qui me fit connaître qu'elle était encore en bien plus grand péril qu'elle n'aurait été si on n'eût pas laissé passer l'occasion de l'accoucher deux ou trois heures auparavant, comme il était possible et facile. Voulant connaître s'il était vrai qu'on ne la pût accoucher, je sentis en la touchant l'orifice interne de la matrice dilaté, en telle sorte, que j'y pouvais facilement introduire 2 ou 3 doigts. Je renvoyais chez le chirurgien pour le prier de revenir au logis ; mais il ne voulut jamais revenir pour quelques prières ou sollicitations qu'on lui eut pu faire, s'excusant toujours sur ce qu'il n'était pas possible de rien faire en cette rencontre. Je renvoyais alors chez un autre chirurgien de mes confrères, mais le malheur voulut qu'on ne le trouva pas chez lui. Pendant toutes ces allées et venues, il se passa bien encore une heure et demie, durant lequel temps le sang coulait toujours sans discontinuation, comme aussi les faiblesses s'augmentaient de plus en plus. Ce fut pour lors que je pris la résolution de l'accoucher sur l'heure, n'ayant pas été en mon pouvoir de m'y résoudre que dans cette extrémité ; ayant mis deux de mes doigts dans l'orifice interne, j'en introduisis un peu ensuite un troisième, et petit à petit, l'extrémité de tous les 5 de la main droite, avec lesquels je dilatai cet orifice suffisamment pour lui donner entier passage ; ce qui se fait fort facilement en semblables occasions, à cause que, comme il a été dit, l'abondance de sang humecte et relâche extrêmement toute la matrice, dans laquelle, ayant ainsi fait entrer doucement ma main, je reconnus que l'enfant présentait la tête et que ses eaux n'étaient pas encore écoulées, ce qui m'obligea d'en rompre les membranes avec le bout de mes doigts. Cela étant fait, je retournai aussitôt l'enfant pour le prendre par les pieds, par lesquels je le tirai très facilement et très promptement, et avec moins de douleur pour la mère qui, pendant l'opération, ne se plaignit pas le moins du monde. Elle se sentit tout-à-fait soulagée aussitôt que je l'eus ainsi accouchée et délivrée; après quoi la perte de sang commença à cesser ; pour ce qui est de l'enfant je le tirai vivant. La malade et toutes les personnes qui se trouvaient là présentes connurent très manifestement pour lors que le chirurgien et la sage-femme, qui avaient dit qu'on ne la pouvait accoucher, n'avaient eu aucune raison de l'assurer.

Mais l'opération fut faite trop tard pour sauver la vie à la mère, qui, pour avoir auparavant perdu tout son sang, mourut une heure après avoir été ainsi accouchée, étant tombée dans une grande faiblesse. Ce flux de sang cessa bien à la vérité, mais il ne lui en était pas resté assez pour pouvoir résister à ces syncopes si fréquentes, ce qu'elle aurait certainement fait, comme on le peut vraisemblablement conjecturer, si ce chirurgien qui l'avait vu premièrement l'eût accouchée 3 grandes heures auparavant, comme il aurait pu faire sans doute aussi facilement que je le fis.

J'ai bien voulu faire le récit de toutes les circonstances de cette sanglante mort, afin qu'on connaisse plus facilement la nécessité de faire promptement l'opération en pareille occasion ; et, quoique cette histoire soit un peu longue, elle paraîtra néanmoins courte si on la compare avec l'utilité qu'on en peut tirer. Je me suis trouvé, depuis ce temps-là, en plus de deux

cents autres occasions de semblable nature, auxquelles, avec
l'aide de Dieu, j'ai garanti la plupart des femmes de la mort,
et fait recevoir le baptême à leurs enfants.

Je pourrai bien nommer, s'il était besoin, la plus grande
partie de toutes ces femmes qui sont encore vivantes pour
rendre témoignage de cette vérité, mais je me contenterai de
citer deux propres sœurs qui sont toutes deux femmes de
marchands de vins; l'une, nommée Mme Maran, à laquelle,
j'ai sauvé la vie par quatre fois de la sorte, en différentes grossesses, étant prête à expirer chaque fois par de grandes pertes
de sang; et l'autre, s'appelait Mme Gourdin, à laquelle j'ai aussi
donné le même secours par deux autres fois en pareil besoin.
J'ajouterai néanmoins à ces deux notables exemples un autre
qui est celui de la femme de M. Dionis, mon cousin, premier
chirurgien de Mme la Dauphine, qui serait indubitablement
morte dans peu d'heures avec son enfant en son ventre, au
mois de juin de l'année 1681, pour la grande perte de sang
dont elle fut surprise en suite d'une chute qu'elle fit sur les
genoux au huitième mois de sa grossesse, si je ne l'eusse très
promptement accouchée, pour lui sauver la vie, ainsi que je
fis, aussi bien qu'à son enfant, par le moyen de ce secours sa-
lutaire, que j'ai pareillement donné à un très grand nombre
d'autres, dont on peut voir beaucoup d'exemples très remarquables dans le livre de mes observations. »

Plus près de nous : « La dilatation artificielle
du col, dit Matteï (1), faite avec violence comme la
pratiquent quelques routinières, lorsqu'elles font
ce qu'on appelle *le petit travail*, a vraiment quelque
chose de barbare qui sera toujours repoussé ; mais
nous croyons que les auteurs sont allés à l'ex-

---

1) MATTEÏ : Essai sur l'accouchement physiologique p. 325

trème opposé en la proscrivant d'une manière complète dans les accouchements à terme. »

Plus loin ce même auteur s'exprime ainsi : « La dilatation artificielle peut être faite avec succès lorsque la tête est descendue dans l'excavation avant la dilation complète ; dans ces cas, le mécanisme de la dilatation est un peu difficile, le travail languit souvent ou il est douloureux. La dilatation faite avec les doigts le simplifie et l'abrège considérablement. » Paul Dubois, au dire du professeur Depaul, après avoir fait plusieurs fois cette dilatation artificielle (particulièrement une fois dans un cas grave d'éclampsie) jura qu'on ne l'y reprendrait plus.

Pour que la dilatation artificielle ait été pratiquée par les anciens qui, à son aide, sauvaient la vie à des femmes malgré la défectuosité du procédé employé (Exemple la femme de l'accoucheur Dionis); pour qu'elle soit approuvée dans quelques cas par Matteï; qu'elle ait été pratiquée par Dubois, le maître prudent entre tous, il faut qu'on sente bien souvent et surtout bien vivement l'étendue des services qu'elle rendrait, si l'on avait un moyen efficace et inoffensif de la produire. Ce sont ces considérations qui ont conduit à ne pas s'arrêter à la condamnation de Paul Dubois, mais au contraire à chercher le résultat si désirable par d'autres moyens que ceux qui avaient été jusqu'alors employés : Reprendre la méthode en perfectionnant les moyens.

Dilatation instrumentale : Disons quelques mots

d'historique sur les tentatives faites pour appliquer les procédés instrumentaux à la dilatation du col. La première tentative a été faite par Matteï lui-même, qui nous donne, p. 326 de son « Essai sur l'accouchement physiologique », la description de son *dilatateur* qu'il déclare être une pure imitation de la poche des eaux. Il est formé par une sonde analogue à une sonde métallique d'homme et une vessie de mouton liée dessus.

Cet appareil est conduit sur les doigts explorateurs jusque dans la cavité utérine elle-même, en glissant un peu entre l'œuf et la paroi, sans violenter ni l'œuf, ni la matrice. Cette manœuvre est faite dans l'intervalle des douleurs. Quand on est sûr qu'on a pénétré dans la matrice, on pousse alors par la sonde une injection d'eau tiède qui distend la vessie ; on ferme le robinet, et le dilatateur est monté.

Quoique le livre où cet appareil est décrit ait paru depuis 28 ans, le procédé de Matteï n'a été employé par personne parce qu'il ne remplit pas son but ; en effet, la sonde et la vessie ressortent par l'orifice utérin et il est impossible de fixer l'appareil dans l'utérus. Aussi Matteï a-t-il dû se faire illusion sur l'action de son instrument. Cependant, malgré l'avortement de cette tentative, il est juste de faire remonter à cet auteur l'idée première d'utiliser les moyens hydrauliques pour dilater le col.

En 1842 (1) Huter décrivit une méthode pour pro-

(1) Neue Zeitschrift für geburtskunde, 1843.

voquer le travail, qui consiste à placer dans le vagin une vessie de veau, graissée avec de l'huile de jusquiame, et à la gonfler avec de l'eau tiède. Il répétait cette manœuvre tous les jours jusqu'à ce que le travail s'établit, c'est-à-dire pendant trois à sept jours.

C. Braün (1) remplaça la vessie de veau par une poche de caoutchouc, à laquelle il donne le nom de colpeurynter. Von Siebold, Von Ritgen, Germann, Birnbaum, et d'autres, ont adopté cette modification.

Gariel a inventé une autre espèce de dilatateur vaginal, son pessaire à air. Les premiers essais faits avec cet instrument ont été fort malheureux, six femmes sur quatorze ont succombé.

Keiller, d'Edimbourg, proposa les sacs de caoutchouc distendus par l'air, comme moyen de dilater l'orifice. Cette méthode a été perfectionnée par Barnes avec ses dilatateurs bien connus, qui consistent en une série de sacs de caoutchouc de différents volumes, dont l'extrémité est munie d'un tube par lequel on peut injecter de l'eau avec la seringue ordinaire. Extérieurement se trouve une petite poche dans laquelle on glisse une sonde pour en faciliter l'introduction. Lorsque les sacs sont distendus avec de l'eau, ils affectent quelque peu la forme d'un violon, leurs deux extrémités étant bombées, ce qui les maintient plus sûrement dans l'orifice. Avec cet instrument, il est possible, dit son auteur, dans bien des cas de dilater le col assez pour terminer l'accouchement en une heure.

L'instrument vide et ployé est introduit dans l'ori-

(1) Zeitschrift für Viener Aertzte, 1851.

fice, puis distendu graduellement avec l'eau. Il représente exactement l'action normale de la poche des
eaux. Le col cède à cette pression douce et graduelle.

Récemment (1), M. Chassagny entretenait la Société nationale de médecine de Lyon (séance du 27
mars 1882) de l'utilisation des vessies animales pour
obtenir tous les beaux effets que lui avait fournis jusque là le double ballon dont l'action est, dit l'auteur
lui-même, très douloureuse pour la femme.

La vessie de porc, au contraire, lui permet, la vulve
étant préalablement obturée, de faire un tamponnement vaginal sous l'influence duquel on obtient, à
toutes les périodes de la grossesse, l'ouverture du col,
la pénétration de cette vessie dans l'utérus, etc...

La discussion s'engagea alors sur le moyen de
M. Chassagny et surtout sur cette prétendue pénétration spontanée de la vessie dans l'utérus fermé
avant l'introduction de l'instrument.

Ce point litigieux inspira à M. Poullet l'idée de porter, comme le faisait Matteï, la vessie d'emblée dans
l'utérus, de la fixer solidement sur le col utérin, puis
de faire intervenir ensuite un fluide apportant une
force dilatatrice de l'orifice.

Telle est l'origine de l'appareil qui fut présenté à
la Société de Chirurgie le 26 juillet 1882, sous le nom
de *poche artificielle des eaux*, et pour lequel fut
nommée une commission dont M. Polaillon doit être
le rapporteur.

Nous étudierons avec plus de détails ces deux moyens qui ne sont encore que très peu connus.

(1) *Lyon médical*, mai-juin 1882.

Appareil élytro-pterygoïde

En octobre M. Chassagny communique ses premiers résultats à la société des sciences médicales.

Son appareil se compose d'un spéculum muni, à son extrémité interne, de deux ailes, que le développement de la vessie fait écarter de manière à s'opposer absolument à son expulsion; c'est à cet instrument, représenté par les figures I, II et III, que M. Chassagny a donné le nom d'élytro-ptérygoïde (ailes dans

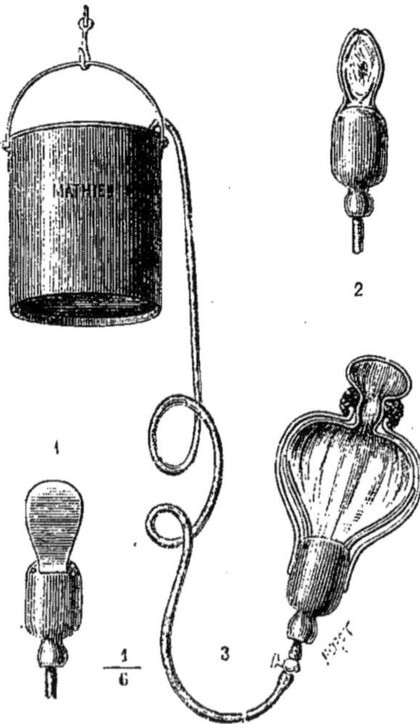

Les figures I et II représentent l'appareil de profil et de face, prêt à être introduit dans le vagin.

La figure III le représente introduit dans un bocal de verre simulant la cavité vaginale; la vessie est distendue par l'injection; elle a franchi le col sur lequel une éponge est attachée pour simuler une insertion vicieuse du placenta.

le vagin). Cet appareil est complété par des vessies préparées au soufre qui peuvent se conserver indéfiniment, et qui, par une immersion de quelques minutes dans l'eau tiède, reprennent toute la souplesse d'une vessie fraîche.

La vessie, préalablement ramollie et lubréfiée par du mucilage de graines de lin, est enfermée en partie dans le spéculum ; le tout est introduit dans le vagin, et on procède à l'injection, au moyen du tube de caoutchouc communiquant dans la vessie. Dans les cas urgents, on peut se contenter d'une insufflation, mais le plus souvent on devra avoir recours au liquide. Cette injection peut être poussée avec une seringue quelconque, un irrigateur, etc... Mais il vaut mieux avoir recours au siphon dont on peut varier la puissance en l'élevant ou en l'abaissant à volonté.

L'eau du siphon remplace insensiblement celle qui se perd par exosmose à travers les parois de la vessie.

L'auteur trouve que son instrument remplit les indications suivantes et qu'il doit être employé :

1º Pour préparer le travail à l'abri de toute hémorrhagie dans les cas de placenta prævia ;

2º Pour faire l'accouchement prématuré artificiel dans le cas dystocie probable ;

3º Pour faire l'avortement ou l'accouchement prématuré dans les cas de vomissements incoercibles, ou de maladie compromettant la vie et aggravée par la grossesse ;

4º Pour activer ou provoquer le travail dans le cas d'éclampsie ;

5º Pour provoquer l'accouchement à la période ultime de maladies aiguës ou chroniques, faire accoucher les malades avant de mourir et remplacer ainsi ou l'opération césarienne ou l'accouchement forcé après la mort ;

6° Pour activer la dilatation dans l'accouchement naturel ;

7° Pour rouvrir l'utérus refermé sur tout ou partie du placenta après l'accouchement ;

8° Pour ouvrir l'utérus et permettre de faire le diagnostic d'affections intra-utérines, et en certains cas en amener la guérison ;

9° Pour arrêter instantanément les hémorrhagies *ante-partum* et *post-partum*.

Remarquons que, parmi les indications si variées que l'auteur espère faire remplir à son appareil, la provocation de l'accouchement tient une place capitale ; il ne mentionne pas les cas où l'on a à compléter une dilatation insuffisante par rigidité du col. Il est difficile de partager toutes les espérances de l'auteur sur l'efficacité de cet appareil dans des circonstances si variées. Souhaitons-lui seulement de remplir sérieusement quelques-unes de ces neuf indications et son rôle sera encore assez utile.

Nous croyons bon de donner ici la relation des faits que vient de publier l'auteur en faveur de son instrument (*Lyon-Médical*, 19 novembre 1882); nous donnerons de chacune de ces observations une courte appréciation critique et, pour faciliter le jugement du lecteur, nous ajouterons la discussion que ces faits ont provoquée au sein de la société des sciences médicales de Lyon.

OBSERVATION I.

Le ballon unique n'a encore été employé que cinq fois. Dans le premier cas il s'agissait d'un accouchement prématuré artificiel pratiqué chez une malade qui, dans un accouchement antérieur, avait dû subir la céphalotripsie. L'accouchement fut pratiqué au 8ᵉ mois de la grossesse ; le ballon était en caoutchouc à parois très minces ; il m'a paru n'avoir déterminé le travail qu'en distendant les culs-de-sacs et en produisant des douleurs énergiques. Néanmoins, la dilatation avait, au bout de quatre heures, atteint le diamètre d'une pièce de 2 francs, et, à partir de ce moment, l'accouchement put être abandonné à lui-même ; il avait été commencé le matin, le soir la dilatation était complète ; les douleurs expulsives durèrent une partie de la nuit ; malgré leur énergie, l'engagement ne put se compléter, une application de forceps devint nécessaire, et l'accouchement ne fut terminé que par des tractions excessivement énergiques. L'enfant vint au monde sans mutilation ; mais après avoir donné quelques légers signes de vie, la respiration ne put s'établir, et il succombait. Ce qui nous démontra que notre intervention avait été trop tardive, et que nous aurions dû agir à sept mois ou sept mois et demi.

Il est vraiment regrettable que cette observation ne soit pas plus précise. Quel était en effet la nature et le degré du rétrécissement ? Plusieurs fois M. Chassagny fait remarquer la rapidité d'action de son appareil. Dans ce cas, après quatre heures d'intervention, la dilation n'était qu'à 2 francs, dit l'auteur. Les douleurs expulsives durèrent une partie de la nuit suivante alors que l'engagement de la tête ne s'était pas encore produit. Si les faits se sont passés ainsi, ils constituent une véritable anomalie dans le travail, car nous sommes habitués à voir les douleurs expulsives ne se produire que lorsque il y a déjà distension du périnée. Il aurait été aussi bien désirable de savoir quelle était la position de la tête, car il est permis de penser que l'absence d'engagement tenait plus à la déflexion produite par l'appareil qu'au volume de la tête, comme l'a pensé l'auteur.

Cet accouchement nécessita après 24 heures de travail des tractions excessivement énergiques. Quelques mensurations de la tête, de même que les traces de forceps qu'elle pouvait porter, auraient jeté plus de jour sur cette observation.

OBSERVATION II.

C'est un cas d'éclampsie grave. La malade, primipare, arrivée au septième mois de sa grossesse, avait eu des crises nombreuses ; elle était dans le coma le plus profond. L'indication était formelle, la vessie fut introduite dans le vagin et soutenue par un bandage en T spécial. Au bout de trois heures la dilatation pouvait permettre l'introduction de la main ; la version fut faite avec la plus grande facilité jusques et non compris l'extraction de la tête ; le col utérin s'était refermé sur le cou de l'enfant, qui succomba pendant cette dernière période de l'accouchement.

Quant à la mère, elle eut encore quelques crises ; le coma persista pendant plusieurs jours, mais grâce à une médication énergique dirigée par son médecin, M. le Dr Audibert, et à l'emploi des injections de pilocarpine, elle était, au bout de 15 jours, complètement rétablie.

Nous voyons dans cette observation que la femme était dans le coma. La nature, dans ces cas-là, prépare l'accouchement que l'on voit souvent survenir sans intervention ; de sorte qu'on peut se demander s'il n'y avait pas déjà un commencement de dilatation lorsque la vessie fut introduite, ce que l'auteur ne dit pas dans son observation. Après trois heures nous voyons que le col permet le passage de la main et que l'on effectue la version. Il est permis de se demander si la dilatation était vraiment bien complète. La tête est extraite avec grande difficulté, le col s'était refermé sur le cou, dit l'auteur ; mais on peut se demander également s'il n'est pas plus rationnel de croire à une dilatation insuffisante. Cela dit sans blâmer la conduite de l'accoucheur, bien entendu, qui avait raison de hâter la terminaison de l'accouchement, mais seulement pour discuter l'étendue de la dilatation du col produite par l'appareil pendant trois heures.

OBSERVATION III.

Il s'agissait d'une malade qui avait dépassé de plus de 15 jours le terme d'une septième grossesse. Sans avoir été difficiles les accouchements antérieurs avaient été longs et on pouvait craindre qu'un séjour trop prolongé de l'enfant amenât un développement trop considérable et une ossification trop avancée de la tête.

L'enfant était placé en position transversale, la tête était à gauche un peu au-dessus de la ligne de l'ombilic, les fesses étaient dans les fosses iliaques droites ; quoique le fœtus fut très mobile dans une quantité considérable de liquide amniotique, la version par manœuvre externe était absolument impossible : lorsqu'on avait réussi à abaisser un peu la tête, elle remontait aussitôt comme si elle obéissait à l'action d'un ressort ; au terme de la grossesse il y avait eu un commencement de travail qui avait amené un peu de dilatation du col, cette dilatation s'était maintenue ; la malade et son entourage avait des inquiétudes que je partageais moi-même complètement.

Je me décidai donc à hâter l'accouchement. — L'appareil élytro-ptérygoïde, muni de la vessie ramollie et lubréfiée, est introduit avec la plus grande facilité dans le vagin ; l'injection est poussée avec un irrigateur Aiguisier, elle pénètre sans effort ; arrivée au 2/3 de sa course, la crémaillère de l'irrigateur semble s'arrêter, la cavité vaginale est remplie, mais bientôt, la tige se remet à descendre, l'ampoule a pénétré dans la cavité utérine.

La malade éprouve une sensation de gêne très supportable, et immédiatement il survient des contractions énergiques tout à fait semblables aux douleurs normales. Quatre douleurs se produisent ainsi en un quart d'heure. A ce moment je vois le lit de la malade un peu mouillé ; je veux rechercher la cause de cette fuite et j'enlève l'appareil ; je trouve alors le col ramolli et largement dilaté, son orifice présente une ouverture égale à une pièce de 5 francs ; les douleurs continuent avec la même énergie sans qu'il soit besoin de réintroduire l'appareil, et deux heures après je pratiquai la version qui se fit avec la plus grande facilité jusqu'à l'extraction de la tête qui, volumineuse et fortement ossifiée, ne fut extraite qu'avec des efforts considérables qui amenèrent la mort de l'enfant.

La délivrance fut pratiquée par la méthode de Credé et l'examen du placenta me fournit l'explication de la difficulté que j'avais éprouvé à faire la version par manœuvre externe : l'enfant était immobilisé par la brièveté du cordon qui n'avait que 28 centimètres de longueur. L'appareil était resté en place pendant un quart d'heure.

Dans cette observation, une malade enceinte pour la septième fois, (on sait avec quelle rapidité marchent ces accouchements d'ordinaire) l'auteur n'a-t-il pas pu se faire quelques illusions en attribuant la dilatation à l'action de son appareil qui n'était resté en place qu'un quart d'heure. Le bassin était normal : d'où vinrent alors les difficultés extrêmes de l'extraction de la tête, difficultés qui ont coûté la vie à l'enfant, si ce n'est d'une dilatation insuffisante du col.

Quelques détails de plus auraient été aussi très utiles. Quelle était la disposition de la poche des eaux dans ce cas ? La rupture a-t-elle été spontanée ou artificielle et peut-on vraiment admettre l'explication donnée sur la tension du cordon empêchant la version par manœuvres externes ? Ce cordon avait 28 centim. et dans une version l'ombilic fœtal ne se déplace que de quatre ou cinq cent. au maximum.

OBSERVATION IV.

Clinique obstétricale. — M. Marduel, agrégé, suppléant M. le professeur Bouchacourt.

Mademoiselle X. . est âgée de 16 ans ; elle est chétive, malingre, sa taille est au-dessous de la moyenne, son bassin est rétréci dans toutes ses dimensions ; il n'y a que 18 à 19 centimètres entre les deux épines iliaques antérieures et supérieures; le diamètre sacro-pubien ne mesure que 9 centimètres; la ma-

lade arrive au terme de sa grossesse dans dix ou quinze jours ;
l'orifice externe du col est entr'ouvert ; l'orifice interne est
complètement fermé. C'est dans ces conditions que M. Marduel se décide à pratiquer l'accouchement prématuré artificiel
au moyen de l'élytro-ptérygoïde.

Le 22 août 1882, à 10 heures 1/2 du matin, l'appareil
est appliqué , un vase plein d'eau phéniquée est placé à
un mètre au-dessus du bassin de la malade, un siphon
est amorcé et mis en communication avec le tube émer-
geant en dehors de la vulve. Trois décilitres suffisent pour
remplir la cavité vaginale qui est petite et dont une partie
est déjà occupée par le spéculum ; cette réplétion est accusée
par la suspension de l'écoulement. La communication du
siphon est alors interrompue par la fermeture du robinet ; au
bout d'un quart d'heure nous rétablissons cette communication
non plus avec le bocal, mais avec un tube placé devant une
échelle graduée par millimètres qui, par conséquent, nous
permet d'apprécier des quantités beaucoup plus minimes.

Le liquide descend avec la plus grande rapidité jusqu'à ce
que la pression soit abaissée à 60 centimètres au-dessus du niveau du bassin ; on introduit dans ce tube une nouvelle quantité d'eau qui pénètre avec la même facilité en nous donnant la
certitude que le col est franchi et que la communication est établie entre les deux cavités vaginale et utérine. — Après une
application de 20 minutes, le spéculum et la vessie sont re-
tirés. Nous constatons alors que le col est complètement
effacé, il présente une dilatation d'environ 3 centimètres, il est
mou et dilatable, la poche des eaux commence à se former ;
dans un cas d'urgence une version serait déjà praticable. Nous
croyons reconnaître à travers les membranes la présence des
doigts qui nous fait redouter une procidence de la main.

La malade reste en repos pendant une heure.

L'appareil est alors réappliqué après y avoir fait une modification qui s'opposera à la formation du pli de la vessie. Trois décilitres et demi sont introduits, puis la communication est établie avec le tube indicateur. Comme dans la précédente application la colonne descend rapidement à 60 centimètres, mais quelques légères contractions se produisent pendant lesquelles elle remonte de 10 centimètres ; nous constatons ainsi que chez cette malade la tonicité utérine et vaginale fait équilibre à une colonne de 60 centimètres et que la contractilité soulève une colonne de 70 centimètres. — Nous laissons l'appareil en place pendant près d'une heure durant laquelle les contractions continuent sans augmenter d'intensité. Nous enlevons l'appareil et nous trouvons le col avec une ouverture égale à une pièce de 5 francs ; il est très mou ; les contractions les plus légères font saillir une poche des eaux volumineuse qui rend la dilatation presque complète. Nous pensons que l'accouchement peut être abandonné à lui-même ; en effet le soir après quelques douleurs presque insignifiantes, le col était complètement dilaté.

Cependant malgré cette dilatation complète la malade reste encore 36 heures sans que les douleurs augmentent d'intensité. M. Marduel se décide alors à intervenir ; la poche des eaux est rompue, il s'écoule une quantité assez considérable de liquide amniotique après l'issue duquel la tête reste toujours au-dessus du détroit supérieur.

Comme tout fait supposer qu'on n'est pas en droit de compter sur un réveil de contractions énergiques, on procède de suite à une application de forceps. Cette application est très laborieuse, la tête ne cède qu'à des efforts énergiques et longtemps continués de traction mécanique, après lesquels l'enfant arrive en état de mort apparente. Cependant le cordon saigne ; il y a encore quelques légers battements du cœur. Après plus d'une demi heure d'insufflation bouche à bouche, l'enfant peut être ramené à la vie, mais malheureusement il succombait le lendemain. La tête était dure, fortement ossifiée, les sutures et les fontanelles étaient presque complètement oblitérées ; on pouvait regretter que l'entrée tardive de la malade à l'hôpital n'ait pas permis une intervention plus prématurée.

Quant à la mère, après cette laborieuse application de forceps, l'inertie utérine continuait ; on dût pratiquer la délivrance artificielle, aussi ces suites de couches ne furent pas tout à fait simples, elle eut des accidents puerpéraux assez graves qui se sont cependant rapidement améliorés, et aujourd'hui, dix jours après l'accouchement, tout danger a complètement disparu.

Contrairement aux espérances de l'auteur l'état de la malade s'est aggravé et elle a succombé le douzième jour.

Nous empruntons à la thèse de M. Reveil les détails suivants :

A l'autopsie, on constate la présence d'une forte collection purulente dans la fosse iliaque gauche, filant de là dans le petit bassin La mensuration faite avec le plus grand soin, avec le compas et une règle graduée a donné pour résultat :

Distance entre les épines iliaques antérieures et supérieures . . . . 0^m200

Distance entre les crêtes iliaques (lèvre externe). . . . 0^m230

Distance entre les épines postérieures . . . . 0^m117

DÉTROIT SUPÉRIEUR.

Diamètre	promonto-sous-pubien.	0^m118
»	promonto-sus-pubien.	0^m112
»	minimum	0^m990
»	oblique droit.	0^m108
»	oblique gauche.	0^m107
»	transverse.	0^m111
Distance	entre les ailes du sacrum.	0^m096

EXCAVATION.

Diamètre antéro-postérieur	....	0^m108
» transverse	....	0^m108

DÉTROIT INFÉRIEUR.

Diamètre coccy-pubien	....	0^m086
» bi-ischiatique	....	0^m097
» bi-sciatique	....	0^m088
Hauteur de la symphyse	....	0^m035
» du sacrum	....	0^m093
» de la flèche	....	0^m025

L'accouchement a été entravé par un rétrécissement de 11 milimètres siégeant au diamètre droit, uni à une réduction de 24 millimètres du diamètre transverse ; il faut également citer, comme cause de dystocie, une rigidité anormale des parois vaginales, et le rapprochement des épines sciatiques. Le bassin est généralement, mais non uniformément rétréci.

Dans cette observation le chef de service n'a pas pu partager complètement les impressions de l'auteur. M. Marduel en effet, à la Société des Sciences médicales, a cru devoir dire que pour lui, la dilatation n'était pas aussi complète que l'a cru M. Chassagny à diverses reprises.

L'auteur faisait suivre cette observation d'une remarque sur la faible contractilité de cet utérus. Il croit être tombé sur un sujet exceptionnel. On peut se demander, au contraire, si la dilatation active d'emblée, dans un col non préparé par l'effacement, ne jette pas une perturbation profonde dans les contractions et dans la série des reflexes nerveux qui les dirigent. Malheureusement les suites de couche ont été des

plus graves ; la malade a succombé à une vaste cellu-
lite pelvienne.

Sans attribuer ce désastre à la méthode de dilatation du col, nous devons quand même constater ce
triste résultat pour rester dans la vérité des faits et
compléter l'observation publiée par M. Chassagny
avant ce dénouement fatal. Il eût été important dans
cette observation de signaler que le cordon a fait procidence avant l'application de forceps et a même
décidé cette application un peu hâtive malgré une
dilatation encore un peu insuffisante. Cette procidence du cordon doit être attribuée, nous n'en dou-
tons pas, à l'action de la vessie, qui, en soulevant la
tête, a permis à l'anse funiculaire de glisser à côté
d'elle.

OBSERVATION V.

Madame G... est arrivée presqu'au terme de sa sixième grossesse. Depuis quelque temps elle est souffrante et me prie de
l'examiner. Je constate que l'abdomen a un développement
transversal considérable ; ce développement coïncide avec une
position également transversale du fœtus dont la tête est à
gauche de la malade. Je fais avec la plus grande facilité la version par manœuvre externe ; la tête amenée à l'entrée du détroit supérieur présente l'occiput à gauche ; la nouvelle présentation est maintenue par l'application de la ceinture du Dr Pinard.

Le toucher pratiqué avant et après la manœuvre avait déter-
terminé quelques douleurs, le col qui était déjà largement entr'ouvert se dilata rapidement et tout faisait prévoir une termi-

naison prochaine, mais les douleurs étaient rares et faibles. Cet
état se prolongea depuis le mardi 28 août, jour de la version,
jusqu'au lundi 4 septembre ; depuis six jours le col était mou,
présentant une ouverture égale à une pièce de 5 francs, un accouchement rapide était imminent et cependant tout restait
dans l'état, la malade et son entourage étaient inquiets, et
préocupés de l'issue de cet accouchement se présentant dans
des conditions si anormales ; tous désiraient une intervention
active. Le lundi à midi j'appliquai l'appareil ; une carafe fut
placée à 70 centim. au-dessus du bassin et le siphon mis en
communication avec la vessie ; dès que la cavité vaginale pût
être considérée comme remplie, deux douleurs excessivement
énergiques se produisirent ; cependant on ne constata aucun
reflux du liquide dans la carafe ; il est évident que les contractions de la cavité vaginale trouvent plus de facilité à le pousser
dans l'utérus qu'à le faire remonter par le tube du siphon. —
Comptant sur la continuation des douleurs et craignant que le
segment de la vessie qui s'introduisait dans l'utérus ne déplaçat
la tête, j'enlevai l'appareil : ces deux douleurs avaient suffi pour
compléter la dilatation, elles continuaient avec le même carac-
tère en se reproduisant toutes les cinq minutes. Une heure
après je rompais la poche des eaux ; les douleurs persistaient,
mais la tête restant au détroit supérieur et ne venant pas à la
remplacer, le col se refermait sur elle. Cependant, grâce à ces
douleurs incessantes, la tête s'engageait peu à peu, mais en se
défléchissant ; dans l'excavation j'avais une présentation de la
face en mento-iliaque droite ; je fus assez heureux pour la transformer en soutenant le menton pendant les contractions qui
devenaient de plus en plus énergiques ; je pus bientôt, en sai-
sissant l'occiput, l'abaisser et déterminer la flexion. A huit
heures du soir, après cette transformation, deux douleurs suf-
fisaient pour terminer brusquement l'accouchement, alors que
je venais d'annoncer une échéance encore assez éloignée.

Cette manœuvre avait été facilitée par le peu de volume de la tête évoluant dans un bassin bien conformé. Il m'est difficile dans ces conditions de m'expliquer la déflexion de la tête, à moins qu'elle n'ait été menée dans cette position pendant les manœuvres de la version.

L'appareil est resté en place pendant dix minutes seulement, et j'ai pu, une fois de plus, constater qu'il ne déterminait que de vraies douleurs sans aucune sensation pénible étrangère à la contraction.

Nous avons là une sixième grossesse ; le col était depuis plusieurs jours largement béant, à 5 francs, dit l'auteur. Il est bien regrettable qu'on n'ait pas précisé, grâce à cette ouverture, la position de la tête avant l'introduction de la vessie. Etait-elle engagée dans l'excavation ? Nous voyons après l'action de la vessie cette tête défléchie s'engager par la face. Il est permis de croire que cette vessie a joué un certain rôle dans cette déflexion, qui a nécessité des manœuvres pour transformer la présentation de la face en sommet ; cette opération a été suivie de succès grâce à l'habileté de M. Chassagny, mais on sait que de semblables manœuvres ne réussissent presque jamais.

Ces observations présentées à la Société des Sciences médicales y ont donné lieu à une discussion intéressante, que nous croyons devoir donner ici à cause des réserves que plusieurs des membres présents ont faites aux assertions de M. Chassagny.

M. MARDUEL, à ce propos, insiste sur les dangers auxquels peuvent exposer ces appareils et qui sont au nombre de trois.

En premier lieu, ils amènent après leur introduction et leur gonflement, une diminution notable dans le nombre et la force des bruits du cœur du fœtus, modification très nettement appréciable au stéthoscope. Aussi il croit que, vu la compression exercée par l'augmentation de volume de ces appareils, on ne doit produire cette dernière que d'une façon intermittente. Le second danger qu'il signale consiste dans le décollement possible du placenta. Le troisième, enfin, dans la possibilité du refoulement de la tête et par suite du changement de la présentation ; mais de tous ces inconvénients, celui qu'il signale spécialement, c'est l'affaiblissement des bruits du cœur, fait qu'il a constaté lui-même.

M. Fochier dit que, pour pouvoir apprécier les résultats donnés par les cinq observations de M. Chassagny, il faut tenir un grand compte de l'irrégularité des douleurs qui sont longues chez les unes, rapides chez les autres avec le même instrument. Aussi il croit que le nombre des observations de M. Chassagny n'est pas assez considérable pour forcer la conviction, et qu'avec tout autre instrument il aurait pu peut-être obtenir des résultats analogues. Cette critique générale étant faite, il n'approuve pas l'emploi de l'instrument de M. Chassagny dans l'éclampsie, ainsi que l'a fait ce dernier, car il amène une excitation sensorielle trop forte, et il ne convient pas de l'augmenter encore dans cette complication. Pour lui, le grand avantage de l'appareil de M. Chassagny consiste dans ce fait qu'il peut amener sans douleur une oblitération complète du vagin, oblitération que l'on n'avait pu réussir à produire jusqu'à présent ; aussi il dit que cet appareil doit être utilisé non pas seulement en obstétrique, mais aussi dans la chirurgie de cette région. Mais il répète que quant à sa supériorité au point de vue de la provocation et de la rapidité du travail, sans entrer dans la question théorique, quelques cas heureux ne prouvent rien et ne suffisent pas pour le faire préférer à d'autres instruments qui ont fait leur preuve.

M. Aubert reconnaît comme un grand avantage la substitution d'une poche en membrane animale au caoutchouc ; celui-ci s'altère et se rompt facilement, tandis que la vessie animale est supportée plus aisément et s'insinue plus facilement. Il désirerait que l'on employât de petites poches en membranes animales comme l'appareil de Tarnier, au lieu d'une vessie volumineuse.

M. Chassagny dit qu'on ne doit pas établir un parallèle entre son appareil et celui de M. Poullet ; car l'introduction de ce dernier instrument n'est possible qu'après dilatation préalable du col, et, en second lieu, par l'écartement de ses branches dans l'utérus, il peut très facilement décoller le placenta. Quant à la compression exercée sur le fœtus et signalée par M. Marduel, M. Chassagny dit que cette compression n'existe pas avec son appareil, car, dans les expériences qu'il a faites à la Charité, il a pu apprécier le minimum de contraction de l'utérus qui correspond à une hauteur d'eau de 0^m60. Il n'y a donc pénétration du liquide que pendant la contraction de l'utérus, fait pour lui très important et qui indique que son appareil agit non d'une manière mécanique, mais physiologiquement. Quant à l'opinion de M. Fochier qui veut qu'un autre instrument ait pu produire la dilatation du col aussi rapidement que le sien, il ne la croit pas exacte, et nie par exemple qu'on ait pu produire une dilation en dix minutes comme dans un cas qu'il a cité.

M. Marduel objecte à M. Chassagny qu'on ne peut pas savoir la quantité de liquide qui pénètre dans l'utérus, et si celle-ci est petite ou grande.

M. Chassagny répond qu'au moyen de son tube gradué, installé à la Charité, on pourra connaître approximativement par les variations de la hauteur d'eau la quantité qui pénètre dans l'utérus.

M. Fochier. Je suis loin de soutenir que les observations

de M. Chassagny sont banales, j'affirme seulement que toutes les méthodes ont obtenu des succès semblables à ceux de M. Chassagny. Je demande une série plus longue, contrôlée par des observateurs étrangers à l'invention pour admettre la supériorité en faveur du procédé préconisé par M. Chassagny pour provoquer l'accouchement prématuré.

A priori, en me fondant sur la façon dont se produit l'effacement et la dilatation du col, je serais tenté de repousser tous les moyens qui tendent à élargir le col par des pressions excentriques. Il faut se souvenir que Bandl et Braune ont démontré que l'agrandissement de la cavité utérine se fait à partir du septième mois, surtout par une élongation du col, dont les fibres musculaires se revêtent plus ou moins complètement de la caduque, tandis que la portion inférieure reste tapissée par la muqueuse du col. Il est à présumer, et je crois pouvoir le démontrer bientôt, que ce travail d'élongation du col se continue pendant la période de dilatation et qu'il constitue la partie la plus importante. Il faut, dès lors, reprendre à ce point de vue l'étude de la dilatation, de la rigidité du col, et de la provocation de l'accouchement. Tout moyen mécanique agissant par dilatation excentrique n'aurait évidemment aucune tendance à allonger le col et dès lors à opérer la véritable dilatation.

Le type de la dilatation excentrique est le *petit travail* des accoucheuses, et l'on sait de combien d'irrégularités dans les douleurs le petit travail a été cause. Le meilleur procédé me parait donc être *à priori* celui qui provoquera un travail dont le type se rapprochera du travail normal, et j'avoue que je me méfie beaucoup des excitations mécaniques comme moyen *ocytocique* lorsque ces excitations auront pour effet de dilater excentriquement le col.

Quant à l'emploi du ballon *insinuant* de M. Chassagny, dans le *placenta prævia*, je dirai que l'insinuation de ce ballon au-dessus de l'orifice interne du col aura pour effet certain d'augmenter le décollement du placenta et de compromettre par conséquent la vie de l'enfant. Cette considération de la vie de l'enfant a fait rejeter et le décollement du placenta, et la ponction de l'œuf, et l'extraction du placenta avant que la dilatation du col permette celle de l'enfant ; elle doit faire repousser de même tous les procédés qui aboutiraient au même résultat par une voie détournée, qui décollerait le placenta sous prétexte de dilater le col.

M. Rendu dit à M. Chassagny que ses observations ne sont pas assez complètes et qu'elles ne sont pas assez nombreuses pour entraîner la conviction. On a déjà introduit, Huter en particulier, des vessies d'animaux dans le vagin pour provoquer l'accouchement, ce qui fait que la méthode de M. Chassagny n'est pas nouvelle. M. Rendu préfère la sonde de Krause qui donne des résultats plus prompts et sans danger. Ce n'est que dans le cas d'insertion vicieuse du placenta qu'il emploierait la vessie de M. Chassagny.

M. Poullet. A propos de la priorité réclamée par M. Chassagny pour l'idée de fermer la vulve et faire dans le vagin le tamponnement par un fluide, je signale un moyen que j'emploie depuis plusieurs années : j'utilise pour cela le pessaire de Zwanch (de Hambourg), formé par deux ailes de caoutchouc durci qui sont introduites dans le vagin, rapprochées l'une de l'autre, et sont ensuite écartées et fixées contre les branches du pubis à l'aide d'une vis restée hors la vulve.

L'une des ailes est perforée et traversée par un tube qui se rend à un ballon de caoutchouc mince qui occupe le vagin. En injectant dans ce ballon de l'air ou de l'eau on obtient un tamponnement parfait au point de vue de l'hémostase ; j'ai montré cet appareil à M. Chassagny à l'une de ses dernières visites à la clinique obstétricale.

Je dirai toutefois que l'étude que j'ai faite de ce mode

de tamponnement ne m'a pas montré sa supériorité sur le tampon français à la charpie, tel qu'on le fait depuis son inventeur (Leroux, de Dijon, 1776). Si l'on fait dans le ballon vaginal une pression dépassant 5 à 6 centimètres de mercure, elle est très mal supportée, elle devient douloureuse, les femmes supplient qu'on la diminue, et dès lors elle devient dans certains cas insuffisante pour l'hémostase.

Peut-être en agissant avec une vessie animale la pression sera-t-elle plus facilement supportée, c'est à étudier ; dans ce cas l'appareil de M. Chassagny serait très utile. Voilà pour le tamponnement.

Quant à l'appareil de M. Chassagny, proposé comme moyen de produire rapidement l'accouchement prématuré, je partage tout à fait l'avis de M. Fochier : je crois qu'il est même défavorable de chercher à dilater mécaniquement et rapidement le col. J'ai plusieurs fois tenté de le faire à l'aide d'un moyen analogue à celui de M. Chassagny (appareil que j'ai présenté sous le nom de poche artificielle des eaux à la Société de chirurgie, 26 juillet 1882).

Je me suis convaincu, dans ces recherches, qu'en dilatant le col un peu rapidement avant que les contractions indolores et prolongées l'aient allongé et effacé complètement, on met l'accouchement sur une voie qui aboutit à un travail irrégulier, s'arrêtant sans aboutir et nécessitant parfois une intervention qui n'est pas sans gravité.

Je crois donc que pour provoquer l'accouchement artificiel les meilleurs moyens sont ceux qui, comme la sonde de Krause ou l'ampoule de Tarnier, éveillent très lentement les contractions utérines et n'aboutissent qu'après un ou deux jours d'excitation, employée, bien entendu, avec toutes les précautions antiseptiques.

En résumé, d'après la discussion ci-dessus, on peut faire des réserves sur l'efficacité de l'appareil de

M. Chassagny relativement à son emploi pour provoquer l'accouchement. D'abord dans plusieurs observations le travail s'est arrêté après un certain temps, la dilatation n'a pas été obtenue complète aussi tôt que l'espérait l'auteur.

En second lieu cet appareil n'échappe pas au reproche que Wasseige fait à tous les appareils à ampoule, il déplace la tête et peut occasionner des présentations moins favorables. Ainsi, dans l'observation V, la tête a été défléchie par le ballon et il en est résulté une présentation de la face.

Poche artificielle des eaux.

La poche artificielle des eaux de M. Poullet est ainsi constituée :

Une vessie de veau de moyenne grandeur est fixée par son collet sur un tube fort de caoutchouc de 5 cent. de longeur et de 3 cent. de diamètre ; l'autre extrémité de ce tube est fixée à un manchon de caoutchouc assez large et assez fort pour être très peu extensible.

On insinue dans cette vessie, en traversant le tube qui lui fait un goulot, une sorte de pince à trois branches qui divergent par rotation lorsqu'on ouvre la pince, de façon à former un trépied métallique dans la vessie. Les extrémités de ces trois branches sont garnies de fragments d'ivoire assez mousse, d'une forme et d'un volume tels que rapprochés par la fermeture de la pince ils se superposent en formant environ le volume de l'index.

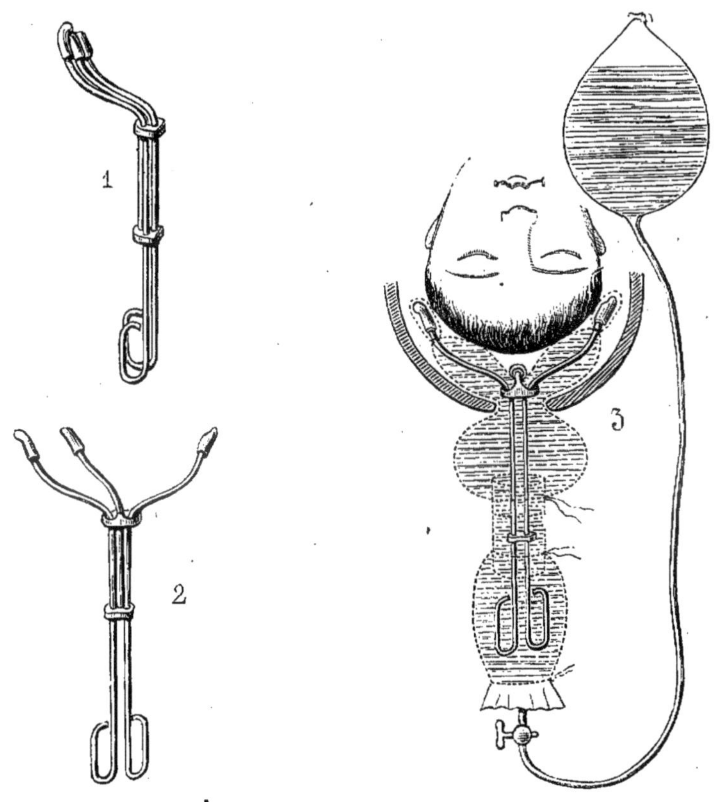

La pince étant introduite (branches rapprochées) dans la vessie, on commence par lier l'ouraque de cette vessie sur un bouton *ad hoc* placé au point où convergent les trois branches lorsque la pince est ouverte.

' Après cette ligature on ouvre la pince, qui forme ainsi un trépied divergeant, puis on lie la vessie sur l'extrémité libre des branches de ce trépied. On referme la pince et le trépied se replie en un seul faisceau recouvert de son enveloppe. Cet instrument ainsi refermé est prêt à être porté à travers le col utérin. Mais auparavant on met en communication le manchon de caoutchouc qui enveloppe les manches de la pince avec un réservoir extérieur de liquide. Celui-ci peut être un vase quelconque contenant plus d'un litre d'eau phéniquée à 2°/₀.

Introduction : L'appareil ainsi préparé, l'extrémité des trois branches recouvertes de leur vessie enveloppante est insinuée à travers le col entre le segment inférieur et la partie fœtale, dans la direction où l'on peut entrer le plus facilement, peu importe ; puis, la pince est ouverte, ce qui développe le trépied intra-utérin (pour ouvrir la pince on ne touche pas directement les branches, la main en est séparée par le manchon de caoutchouc qui les enveloppe ; cette manœuvre *médiate* n'est pas difficile. L'appareil tout entier fermé d'avance constitue un seul vase clos où l'air ne peut pénétrer.)

Le petit cylindre appendu aux manches de la pince est insinué dans les deux anneaux, de façon à fixer la pince ouverte ; il ne reste plus qu'à élever le vase extérieur à la hauteur voulue pour créer dans la vessie intra utéro-vaginale une pression mesurée exactement par la hauteur du vase.

Si on l'abaisse plus ou moins vite, le liquide ressort à travers le tube ; la vessie intra utéro-vaginale cesse d'être distendue et toute force de dilatation disparaît avec la rapidité ou la lenteur désirée.

On n'a qu'à peser le vase extérieur après avoir fermé le robinet pendant son élévation pour savoir quelle quantité de liquide a pénétré dans les voies gé·nitales de la femme.

Pendant l'action du liquide, il est bon d'exercer une légère traction sur les manches de la pince pour maintenir le trépied joint contre le segment inférieur de l'utérus et limiter encore la quantité de liquide pouvant pénétrer dans la cavité utérine.

Le rôle de cet appareil se borne à compléter assez rapidement la dilatation du col utérin, lorsque cette indication se produit pendant un travail déjà commencé; ou bien à combattre une hémorrhagie d'origine utérine survenant pendant le travail par le décollement du placenta normalement inséré ou provenant de placenta prævia.

L'appareil employé dans les cinq observations qu'on va lire était moins perfectionné que celui qui est représenté dans notre gravure.

La pince divergente n'avait que deux branches, suffisantes en effet pour fixer la vessie dans l'utérus; mais cette vessie n'était pas fixée sur les branches par les ligatures qu'on voit sur la gravure, de sorte que, coiffant simplement la pince, elle pouvait s'éloigner beaucoup de celle-ci lorsque la pression du liquide extérieur venait la distendre.

Il pénétrait de la sorte une grande quantité de liquide dans la vessie, qui acquérait un volume considérable ayant toujours l'inconvénient de pouvoir refouler la tête, parfois la défléchir, quelquefois même l'éloigner tout à fait du détroit supérieur en produisant une présentation moins favorable.

Dans l'observation IV, nous avons constaté que 210 grammes de liquide avaient pénétré dans la cavité utérine ; dans l'observation V, 75o grammes avaient pénétré dans les voies génitales de la femme.

Dans l'observation III, la vessie en se distendant provoqua le décolement d'une partie de la surface placentaire ; il en résulta une hémorrhagie alarmante quand on enleva l'appareil. Au point de vue du fœtus le développement considérable de la vessie a un inconvénient sérieux : ajouter un certain nombre de gr. de liquide au contenu utérin, c'est augmenter la tension intra-uterine, et nous avons vu que sous l'influence de cette augmentation de pression il se produit une gêne considérable de circulation chez le fœtus de sorte que les bruits du cœur finissent par n'être plus perceptibles à l'oreille. L'appareil tel qu'il est disposé (figure 3) limite le développement possible de la vessie dans l'utérus. Celle-ci, lorsqu'on la distend, au lieu de devenir un sphéroïde volumineux, prend la forme d'un trépied concave en dessus, qui ne peut acquérir qu'une faible épaisseur. Cette épaisseur n'est pas assez considérable pour repousser défavorablement la partie fœtale qui repose dans la concavité supérieure, comme un œuf dans un coquetier.

Lorsque le liquide vient dilater cette vessie en partie fixée ainsi dans l'utérus, en partie encore contenue dans le vagin, elle prend une forme de sablier ou double bouton dont l'un, dans la cavité utérine, est représenté par le trépied dont nous venons de parler, et dont l'autre est formé par la partie de la vessie restée dans le vagin, arrivant à se distendre autant que le permet ce conduit. — La partie de vessie, occupant l'orifice utérin lui-même, constitue la tige de cette espèce de double bouton. Le liquide tend à donner à cette partie rétrécie un volume de plus en plus considérable; cette pression excentrique dilate ainsi *activement* le col et tout le segment inférieur.

Signalons, enfin, l'action simplement excitante, ocitocique qu'exerce cet appareil sur la contraction de la fibre musculaire comme tout corps étranger introduit dans la cavité de l'organe.

OBSERVATION I.

Clinique du professeur Bouchacourt suppléé par M. le Dr Marduel
agrégé

Pauline L..., 19 ans, tisseuse, née à Lyon. Taille 1ᵐ 52. Primipare. Excellente santé antérieure, menstruation établie à 14 ans ; toujours régulière. Pas de rachitisme.

Dernières règles le 4 novembre 1881.

Mouvements fœtaux le 20 mars.

19 juillet :

DIAMÈTRES DU BASSIN

Entre les épines..........................	24
Entre les crêtes..........................	27
Conjugué externe..........................	18

On atteint l'angle sacro-vertébral à 10 centim. 1/4.

Diamètre utile : 9 centim. moins quelques millimètres.

Utérus se contractant presque constamment. Palper difficile et qui renseigne peu.

Bruits du cœur à droite. Au détroit supérieur on trouve la tête très élevée, probablement en 2ᵉ position.

2 août. Col perméable jusqu'à l'orifice interne. La tête n'est nullement engagée. Grande tension utérine. Bruits du cœur dans le flanc gauche plus haut que l'ombilic et un peu sur la face postérieure de l'utérus qui est assez en anté-version pour qu'on puisse ausculter en arrière. La tête se présente donc par le sommet en O. I. G. P.

14 août. Il s'est produit une mutation ; l'occiput est à droite. 2ᵉ position, variété transversale, la tête défléchie. Le rétrécissement du bassin motive la provocation de l'accouchement avant que la tête ne soit trop ossifiée. Elle n'est nullement engagée dans l'excavation. Le col est perméable, mais non dilaté.

Une heure après midi, introduction de la poche artificielle des eaux. L'introduction déchire les membranes et il s'écoule une grande quantité d'eau. Toutes les 3 ou 4 minutes la vessie est élevée progressivement jusqu'à 1ᵐ 20 et on la maintient à cette hauteur pendant une minute. La femme n'accuse pas de douleurs ; elle a la notion de l'effort que supporte le col, mais cette sensation n'est pas une douleur. On pourrait donc laisser la vessie élevée sans que la malade proteste contre cette pression intra-utérine artificielle. Par le palper on constate que la tête est refoulée du côté de la fosse iliaque gauche, c'est-à-dire que la présence de l'ampoule tend à la défléchir. L'auscultation, pratiquée avec soin, montre que pendant la manœuvre de tension, les bruits du cœur disparaissent presque complètement et reparaissent dès que la poche est distendue par l'abaissement du réservoir extérieur. Après 1/2 heure environ, la femme commence à se plaindre de douleurs à la région abdominale et l'on voit l'utérus se contracter énergiquement pendant la pression.

A 3 heures les douleurs ont pris plus d'intensité, l'ampoule descend dans le vagin. On constate cet abaissement qui dénote que le col est franchi. En inclinant la pince on la sort de la vulve sans même la refermer, et l'on peut de suite s'assurer que le col est complètement dilaté, c'est-à-dire à 8 cent. environ. Le bord de l'orifice est assez épais et très-mou.

Cette dilatation artificielle a été obtenue en 2 heures avec une somme de douleurs qui n'est peut-être que le quart de celles que la femme aurait éprouvées pour arriver à ce résultat par le seul travail utérin.

De 3 h. 1/2 à 5 h. 1/2 on laisse la malade livrée à elle-même. Le col a de la tendance à se reformer ; les douleurs sont modérées et n'engagent nullement la tête. On se décide à terminer l'accouchement à 5 h. 3/4. — Application du forceps de C. Braün que l'on place aussi obliquement que possible. La tête est tirée dans l'excavation, puis on s'efforce de produire la rotation. On y arrive difficilement. On engage la tête au détroit inférieur, puis le périné se distend ; on le soutient le mieux possible. Enfin on dégage la tête à la vulve.

Rupture de la moitié antérieure du périnée. Trois points de suture.

Enfant du sexe masculin, pesant 3 ᵏ, 850, en état de mort apparente. Respiration artificielle pendant une demi heure environ. L'enfant se ranime.

Délivrance par expression 8 minutes après.

16 août. Température 39° 4. Douleurs au ventre plus sensible à la pression.

18 août. Les pertes sont odorantes. Œdème des petites et des grandes lèvres.

23 août. Météorisme abdominal.

25 août. Phlegmon de la fosse iliaque gauche ; empatement profond de la fosse iliaque droite.

28 août. La malade a dans la soirée 2 crises d'éclampsie. — Urines fortement albumineuses. Ecoulement toujours odorant et très abondant.

30 août. Diminution notable de la sensibilité et de la motilité dans tout le côté gauche. Ecoulement par la vulve de pus très abondant, d'une odeur forte et fétide.

La malade qui a déjà eu des crises convulsives devient hémiplégique, le coma est persistant, la famille de la malade vient la chercher le 31 août ; elle meurt en ville le lendemain.

Réflexions. — Ce dénouement fatal pour la mère nous a inspiré les réflexions suivantes :

Dans cette observation, la malade a succombé à des accidents eclamptiformes mal définis ; l'autopsie n'ayant pu être faite, nous ne savons comment expliquer au juste l'hémiplégie complète qu'a offerte notre malade pendant les 3 derniers jours de sa vie.

Quelle est la part de la terminaison fatale qui peut être attribuée à l'intervention ? La malade aurait-elle pris cette éclampsie post-puerpérale si elle eût accouché spontanément ? Il est difficile de le savoir. Toutefois, le rétrécissement du bassin n'étant pas excessif, le résultat aurait-il été aussi malheureux si l'on eût fait cet accouchement à terme par des tractions prolongées sur le forceps ou même au besoin la perforation du crâne ?

Ce qui est certain, c'est que la dilatation active du col faite d'emblée pour provoquer l'accouchement, malgré son succès au point de vue purement mécanique, nous a paru peu favorable.

D'abord, dès le début l'instrument a perforé les membranes, puis lorsqu'on l'a eu retiré, la dilatation qui paraissait presque complète n'a pas augmenté, au contraire, l'utérus, pour ainsi dire surmené par cette dilatation rapide, ne s'est plus contracté efficacement ; or le vagin, l'anneau vulvaire n'auraient pas permis, sans grandes déchirures probables, de terminer l'accouchement de suite, on a donc attendu deux heures pendant lesquelles on a pu constater l'irrégularité des contractions utérines et la marche défavorable du travail.

Cette observation a puissamment contribué à établir l'opinion actuelle de l'auteur même de l'instrument employé, savoir :

La dilatation active d'un col non effacé, (quel que soit le moyen employé) est une pratique à ne pas conseiller, car elle aboutit à un travail irrégulier et nécessite ensuite l'intervention artificielle pour terminer l'accouchement. Cette conduite peut avoir une part plus ou moins grande dans l'étiologie des complications qui peuvent survenir après l'accouchement et, parfois, emporter la malade.

OBSERVATION II

Clinique obstétricale — M. Bouchacourt suppléé par M. Marduel.

Léontine G., 30 ans, culottière, habite Lyon, primipare. Taille 1ᵐ 37.

Brûlures à la face très étendues, datant de l'enfance et ayant déterminé une rétraction très prononcée des paupières supérieure et inférieure droites. Conjonctivite granuleuse.

Cyphose très accusée dont le sommet est formé par l'apophyse épineuse de la 2e vertèbre lombaire.

Menstruation établie à l'âge de 15 ans; toujours régulière. Flux durant 3 jours — Pas de leucorrhée.

Dernières règles pendant les derniers jours de novembre.

Ventre piriforme, pendant au devant du pubis. Mouvements fœtaux plus prononcés à droite.

9 août.

Diametres du bassin

D'une épine iliaque antéro-supérieure à l'autre	0^m265
D'une crête à l'autre.....................	0^m290
Conjugué externe........................	0^m197
» bi-ischiatique	0^m080

Le diamètre transverse du détroit inférieur ne paraît pas avoir plus de 7 c. 1/2 à 8 cent.

Col encore long de 8 à 10 millimètres, à peine entr'ouvert pour admettre la pulpe digitale.

Souffles utérin et cardiaque à maximum situé au niveau de l'ombilic et un peu à gauche. Position fœtale : O. I. G. A.

Le rétrécissement du détroit inférieur décide la provocation de l'accouchement.

La grossesse est d'environ 8 mois 10 jours.

10 août, midi. Introduction d'une petite ampoule, en caoutchouc, dans le col de l'utérus à l'aide d'une sonde en gomme. On y injecte environ 80 grammes d'eau phéniquée au 2/100. Volume d'une mandarine.

11 août, midi. Col dilaté à *3* cent. 1/2, encore épais. Introduction de la poche des eaux artificielle de M. Poullet. — Après 5 ou 6 douleurs naturelles ou provoquées, l'appareil est expulsé de l'utérus. Cela a duré 20 minutes. Le col est com-

plètement dilaté. Les membranes ont été parfaitement ménagées.

Rupture spontanée de la poche des eaux à 3 heures, et expulsion d'une certaine quantité de liquide amniotique coloré par le méconium.

Bruits du cœur à peine perceptibles.

A 4 h. 1/2 du soir, anesthésie et application du forceps souple, à tractions indépendantes, de M. Poullet. Le bassin étant en entonnoir, la tête plonge déjà à peu près à moitié de l'excavation; 5 minutes pour placer l'appareil; 10 minutes de traction en 4 fois. Terminaison de l'accouchement à 4 h. 50. Deux circulaires autour du cou sont sectionnées. Délivrance par expression 10 minutes après l'accouchement.

Le diamètre bi-ischiatique, mesuré alors très exactement à l'aide du compas, donne seulement 7 c. 1/2.

Pas de déchirure à la fourchette.

Fille bien portante, pesant 2 k. 330.

L'appareil a laissé une trace longitudinale sur la joue gauche déprimée, rouge, mais sans excoriation de l'épiderme.

Le lendemain, la trace du forceps sur la joue paraît à peine. L'enfant vigoureux est envoyé en nourrice.

Tête du fœtus :

DIAMÉTRES

Bi-pariétal	0^m087
Bi-temporal.	0^m078
Occipito-frontal. . . . . . . :	0^m100
Occipito-mentonnier. . . . . , ...	0^m120
Sous-occipito-bregmatique	0^m090
Trachelo-bregmatique	0^m095
Bi-acromial	0^m090
Entre les crêtes du bassin.	0^m080

12 août. Température : 37° 2, pouls 108.

16 août. Bon état général.

26 août. La malade sort en bon état.

Remarquons incidemment que chez cette femme la déformation cyphotique du bassin ne laissait que 7 cent. 1/2 ou 8 cent. au plus comme diamètre transverse du détroit inférieur.

Dans un tel bassin, le forceps classique, qui doit se placer sur les côtés de la tête, aurait donné, suivant M. Poullet, un résultat moins favorable que l'instrument qui a été employé.

C'était la première fois que le forceps souple était employé à la clinique obstétricale de Lyon.

Assistaient à cette opération, outre des élèves, MM. les docteurs Peillon, Oliver de Barcelonne, Royer, etc.

Dans cette observation, la provocation de l'accouchement n'a pas été faite d'emblée à l'aide de la poche artificielle des eaux. c'est-à-dire qu'on n'a pas commencé par dilater activement le col avant son entier effacement. On a placé pendant 24 heures une ampoule analogue à l'appareil de M. Tarnier.

La dilatation active n'a été faite par la pression hydraulique que pour achever rapidement une dilatation déjà conduite par la contraction utérine jusqu'à 3 centimètres.

Si l'on n'a pas terminé l'accouchement lorsque l'appareil a eu achevé la dilatation, c'est que les parties molles, le périnée, l'orifice vulvaire étaient encore insuffisamment préparés et que, le cœur fœtus battant bien, les eaux n'étant pas écoulées, il n'y avait pas d'indication formelle.

On n'a procédé à l'extraction que lorsque, environ 4 heures après, la dilatation étant suffisante, l'état du cœur fœtal a exigé l'intervention.

Les résultats ont été absolument satisfaisants et pour la mère et pour l'enfant.

OBSERVATION III

Clinique obstétricale M. Marduel, suppléant.

Julie D. 21 ans. Bobineuse, née à Lyon, primipare.

Rhumatismes pendant son enfance. — Rien au cœur. Premières règles à 16 ans. Depuis quelques temps la menstruation était devenue très-irrégulière. — Leucorrhée habituelle. — Dernières règles au mois de novembre 1881. Premiers mouvements fœtaux perçus au mois de février; plus prononcés à gauche. — Pas d'indisposition pendant la grossesse. — Bassin normal.

1er août.

Circonférence sus-ombilicale..................... 84

      »   Ombilicale..................... 95

      »   Sous-ombilicale 93

Col mou, encore long de 1 cent. environ, admettant facilement 2 doigts. Ce col est donc béant et non dilaté.

Bruits du cœur fœtal à droite et au-dessous de l'ombilic O. I. D. A. L'accouchement débute spontanément à terme.

18 août. Dès le début, en touchant la malade, on améne un peu de sang rutilant. On peut déjà soupçonner que le placenta est inséré, non sur le col, mais dans son voisinage.

Pour activer la dilatation et faire en même temps un certain tamponnement, on place, dans le col, la poche des eaux artificielle, à 1 h. de l'aprés-midi. Le liquide extérieur fait une pression de 1^{m}20, de façon à dilater le col et le tamponner.

La vessie extérieure étant élevée à 1^{m}20, on ausculte le cœur fœtal; les bruits montent de 132 à 140, 155, faiblissent, puis disparaissent. On abaisse la vessie à 60 cent.; le cœur revient à l'état normal.

Toutes les 4 minutes environ on élève la vessie à 1^m20.

A 3 heures, la vessie tombe hors du vagin. Le col est dilaté de 6 cent. environ. Hémorrhagie immédiate très inquiétante. Tamponnement sérieux à la charpie, et on attend, le cœur fœtal étant en état satisfaisant.

A 8 heures du soir, on enlève le tampon. Les parties molles internes se sont assouplies; l'enfant vit. — Anesthésie, version podolique, car la tête a été refoulée assez loin.

L'enfant meurt pendant l'extraction qui est très difficile, ce qu'il faut attribuer à la résistance du col sur la tête.

19 août. Pendant la nuit pertes rouges peu abondantes.

21 août. Bon état général suites très régulières.

29 août. Sortie, bien guérie.

Réflexion : — Dans cette observation, l'action de la poche des eaux a été certainement défavorable. Cette action, dès le début de la dilatation, s'est substituée à la contraction utérine qui aurait allongé le col en faisant remonter l'anneau de Bandl, ce que ne peut pas faire une dilatation excentrique du col.

Comme tampon elle a bien agi pendant qu'elle a été retenue dans le col, mais nous avons eu, lorsqu'elle en est sortie, une hémorrhagie qui eût enlevé la malade sans le tampon classique qui a été fait très soigneusement par la sœur sage-femme en chef du service.

Or ce tampon, mis à trois heures, est resté quatre heures en place; le col avait 6 centimètres de dilatation lorsqu'on l'a placé, il était logique de croire que, cinq heures après, la nature aurait complété la dilatation de l'orifice et du segment inférieur tout entier, c'est-à-dire que la cupule du segment inférieur serait devenue complètement le grand cylindre désiré ; or cela ne s'est pas produit d'une façon satisfaisante. Les contractions utérines ont été insuffisantes et irrégulières; et, lorsque l'on a dû procéder à la version, le segment inférieur a encore résisté assez pour coûter la vie à l'enfant. Nous pensons que l'on peut attribuer cette insuffisance de dilatation à la perturbation apportée au travail par la dilatation active faite *dès le début*. (Nous croyons au contraire cette dilatation active *très utile et exempte d'inconvénient,* quand la contraction utérine a déjà dilaté le col jusqu'à un certain degré, trois centimètres, par exemple).

Remarquons enfin que la tête a été refoulée très loin par la poche des eaux et que le placenta inséré près du col a été décollé en partie par la vessie, inconvénients graves, mais qui ne se reproduiront probablement plus dorénavant, par suite de la modification faite à l'instrument.

OBSERVATION IV.

Clinique obstétricale. M. Marduel, suppléant.

Louise V..., âgée de 19 ans, exerce la profession de tisseuse Primipare. — Taille, 1 mètre 45.

Les membres ne portent aucune trace de rachitisme. Réglée depuis l'âge de 10 ans, toujours régulièrement. Dernières règles le 2 février, mais moins abondantes que de coutume.

Nous sommes au début du 9e mois de la grossesse.

9 octobre. Examen : La tête se présente au détroit supérieur sans plonger dans l'excavation. Il est très facile de la repousser dans la fosse iliaque. Les bruits du cœur sont très élevés, tout-à-fait au niveau de l'ombilic. Le bassin est rétréci, aplati, non rachitique, sensiblement symétrique.

Diamètres entre les épines..................... 24
    »   entre les crêtes..................... 27
    »   Conjugué externe.................... 17 1/2
    »   Promonto-pubien (déduction faite) ... 8 3/4

En présence de ce rétrécissement on se décide à une intervention avant que la malade ne soit à terme.

10 octobre. Le col est en arrière, long de 2 cent., son orifice externe reçoit difficilement la moitié de la 1re phalange. A 11 heures du matin, introduction d'une ampoule analogue à celle de Tarnier, sans franchir l'orifice interne. La malade a le toucher douloureux; le vagin est étroit. L'ampoule introduite, on y injecte par le moyen d'une ampoule extérieure environ 60 grammes d'eau phéniquée, puis on renvoie la malade à la salle des enceintes. A 5 heures du soir on enlève l'appareil et on constate que l'on peut introduire deux doigts dans l'orifice externe du col, mais on ne peut trouver l'orifice interne.

Dans la soirée la malade accuse un léger mal de rein.

Le 11, à onze heures du matin, on examine de nouveau la malade et on réintroduit la petite ampoule qui forme dans le col une sphère d'environ 6 cent. de diamètre. L'orifice interne interne n'est pas perméable.

A 6 heures du soir on retire l'appareil qui est encore renfermé dans le col et l'on procède à un examen minutieux. L'orifice externe permet la libre introduction de l'index et du médius qui s'enfoncent et peuvent facilement être écartés l'un de l'autre. Le col semble former une cavité close d'environ 6 cent. de diamètre, et ce n'est qu'après un examen très attentif que l'on finit par découvrir l'orifice interne dont les bords sont très minces. On peut à peine y introduire la pulpe de l'index.

La muqueuse du col est tomenteuse, souple et saigne assez facilement. On introduit alors la même ampoule dans l'utérus à travers l'orifice interne et on l'y laisse jusqu'au 12. La malade accuse quelques douleurs dans le ventre.

Le 12 au matin, on trouve l'ampoule dans le vagin, l'orifice interne a donc cédé. Le liquide de l'ampoule pèse 95 grammes. A 11 heures et 1/2, introduction de la poche des eaux artificielles. Le récipient extérieur étant élevé, on constate l'introduction de 750 grammes de liquide dans les voies génitales de la femme (vagin, cavité cervicale, segment inférieur de l'utérus).

Toutes les 7 ou 8 minutes le ballon est élevé pendant 3/4 de minutes. — Les bruits du cœur ne sont pas accessibles, ce qui empêche de se régler sur leur intensité. A chaque élévation a malade se plaint de quelques douleurs dans les régions inférieures du ventre et du sacrum. A 1 heure 1/4, on enlève l'appareil et l'on constate que le col est dilaté à environ 5 centimètres. La malade reste au repos ; elle a un peu de fièvre le soir ; son pouls donne 108 pulsations à la minute.

Le 13 à 2 heures du matin, rupture spontanée de la poche des eaux, quelques vomissements bilieux — pouls à 105. — Température : 39°.2, à onze heures, la dilatation est à peu près complète. On se décide a intervenir par le forceps. La tête est très haute et très solidement fixée à l'entrée du détroit supérieur.

On se sert du forceps de Pajot. — Application oblique. — Rotation artificielle et extraction d'un enfant du sexe masculin, pesant 3 kilogs 400, et respirant avec quelques difficultés. Frictions avec un liquide alcoolique et bain chaud.

La mère est délivrée par expression.

Il est onze heures 40 minutes.

Les suites de couches ont été compliquées par un

phlegmon de l'excavation pelvienne qui s'est ouvert spontanément près de l'anus ; évacuée, plus tard, à l'Hôtel-Dieu, cette malade a succombé à l'infection purulente.

OBSERVATION V.

Fournie par le Dr Audibert.

Mme F., secondipare, âgée de 25 ans, réglée régulièrement depuis l'âge de 13 ans, a eu ses dernières règles le 15 mars 1882; peu de temps après le début de sa grossesse s'est déclarée une syphilis assez grave ; le traitement spécifique a cependant permis à la grossesse d'atteindre presque la fin du septième mois, à ce moment Madame F. offre une poussée nouvelle d'accidents secondaires, l'enfant cependant bouge beaucoup.

Le 12 octobre, brusquement, sans aucune douleur, rupture spontanée des membranes et issue de la presque totalité du liquide amniotique.

Le 15, à 3 heures du matin, la malade est réveillée par des douleurs revenant de 15 en 15 minutes environ ; celles-ci durent toute la journée ; le col n'est pas complètement effacé.

Le 16 octobre, elles acquièrent une grande intensité ; de 10 heures du matin à 2 heures la malade pousse des cris continuels. Cependant la dilatation avance très peu.

Le 16 à 6 heures du soir, le col est complétement effacé, la dilatation a atteint 2 centimètres; le bord du col est néanmoins encore un peu épais et très résistant au toucher, les douleurs cessent insensiblement dans la soirée et toute la nuit se passe sans souffrance.

Le 17 octobre, la malade sent quelque chose qui lui occasionne dans le vagin des sensations de pulsation; elle porte la main et reconnaît à la vulve la présence d'un cordon qui bat régulièrement. Le Dr Audibert appelé reconnaît une procidence complète du cordon ; l'enfant est bien vivant mais très élevé, l'épaule se présente et le col n'est pas plus dilaté que la veille c'est-à-dire a moins de 3 centimètres ; le Dr Poullet est appelé par son confrère et tous deux constatent que le col ne permet pas de terminer l'accouchement, d'ailleurs le fœtus a à peine 7 mois chez une femme offrant des accidents syphilitiques très accusés, la viabilité fœtale offre alors assez peu de chances pour que cette préoccupation soit tout à fait secondaire.

L'état des voies génitales domine donc les indications. On décide d'attendre jusqu'au soir espérant voir se réveiller spontanément les contractions utérines.

A 8 heures du soir, l'inertie utérine est complète ; les douleurs ont absolument disparu depuis 12 heures ; on sent la main du fœtus au-dessus de l'orifice qui est occupé seulement par l'anse du cordon dont les battements sont assez forts.

Rigidité anatomique du col et inertie complète de l'utérus ; les eaux sont écoulées depuis 5 jours, le travail dure depuis 60 heures, le col a presque 3 centimètres de dilatation, ses bords sont épais et résistants, on décide de compléter artificiellement la dilatation au moyen de la poche artificielle des eaux.

Introduction de l'instrument à 8 heures ; toutes les 4 minutes on élève pendant 1 minute et demie le réservoir extérieur à 1 mètre de hauteur et la vessie se dilate en faisant à ce moment disparaître les battements du cordon ombilical ; mais ceux-ci reparaissent dès que l'on suspend la pression du liquide. L'appareil fonctionne pendant 1 heure 3/4, et à 10 heures on l'enlève. La dilatation est alors complète, le col est souple ; l'appareil a provoqué pendant toute la durée de son action des contractions utérines assez intenses. On anesthésie la malade et on procède à la version ; le cordon ombilical bat toujours.

Le temps de l'évolution offre quelques difficultés les eaux étant écoulées depuis 5 jours ; on réussit enfin à la produire.

L'enfant est extrait vivant mais il succombe peu de temps après ; l'affection diathésique de la malade, son accouchement prématuré (septième mois), expliquent suffisamment la faiblesse congénitale de cet enfant, qui n'a pu résister aux manœuvres de la version.

Suites de couches absolument régulières ; 12 jours après la malade se lève, le retour de couches vient régulièrement 6 semaines après.

Dans cette dernière observation, la poche artificielle des eaux a été utilisée pour compléter une dilatation commencée depuis 50 heures et qui restait stationnaire ayant un peu moins de 3 centimètres. Présentation de l'épaule, les contractions utérines ont disparu depuis 8 heures environ et le cordon ombilical faisant procidence bat dans le vagin.

En une heure 1/2 l'appareil a donné une dilatation assez complète pour exécuter facilement la version et amener un enfant vivant ; le cordon, malgré la pression excentrique du liquide n'a pas perdu ses battements pendant l'action de l'appareil, grâce à l'intermittence de la pression et au peu de durée de chacune des reprises.

MM. Audibert et Poullet, dans ce cas, se déclarent absolument satisfaits de l'action de la méthode de dilatation artificielle ; ils sont convaincus que dans des cas semblables, c'est-à-dire pour compléter la dilatation chez les femmes déjà en travail, la poche artificielle des eaux doit être chaudement recommandée, et qu'elle peut rendre alors aux médecins et aux malades les plus grands services.

Nous porterons un jugement différent sur l'usage de l'instrument pour chercher à obtenir l'accouchement provoqué lorsque la femme n'est pas encore en travail et que le col n'est pas effacé.

L'auteur de l'instrument ne le conseille pas dans ce cas; après l'avoir plusieurs fois employé, il s'associe complètement à ces réflexions par lesquelles nous terminons cette étude :

La poche artificielle des eaux a servi pour provoquer l'accouchement avant la fin de la grossesse, chez des femmes primipares ayant le bassin rétréci. Plusieurs fois l'action de cet appareil n'a été précédée d'aucune autre manœuvre ; l'orifice interne laissant passer l'index, (malgré la primiparité) nous avons agi de suite à l'aide de cet appareil, espérant en deux ou trois heures obtenir une dilatation suffisante. Nous étions encouragés à agir ainsi par la conduite de M. Chassagny, qui a fait souvent, soit avec le double ballon, soit avec sa vessie vaginale, la dilatation active d'emblée du col chez des femmes non en travail. Disons de suite que le résultat n'a pas répondu d'une manière satisfaisante à notre attente.

L'expérience a montré que, pour la provocation même de l'accouchement chez la primipare, la dilatation active, faite d'emblée, n'est pas à conseiller. Le col n'étant pas effacé se laisse dilater un peu, mais en conservant sa forme cylindrique ; la contraction utérine s'établit, mais irrégulièrement ; puis, lorsqu'on enlève l'appareil, on n'a pas encore assez d'espace pour terminer l'accouchement et, le travail, lancé d'une façon irrégulière, peut s'arrêter plusieurs heures. Pendant ce temps, la femme peut avoir une légère réaction fébrile qui troublera plus tard, peut-être, la régularité des suites de couches. Bref, en agissant ainsi, on intervertit l'ordre des phénomènes naturels du travail, qui veut physiologiquement que le col s'efface d'abord, puis ne se dilate qu'ensuite, lorsqu'il n'y a plus que l'orifice externe à ouvrir. Procéder à la dilatation active d'un col encore cylindrique non effacé, c'est, nous a-t-il paru, anti-physiologique. L'appareil n'ayant pas été appliqué chez des multipares, on doit être moins affirmatif en ce qui les concerne ; car, chez elles, l'effacement se produirait peut-être rapidement sous l'influence de l'appareil, mais, chez la primipare, à notre avis, la dilatation active ne doit être conseillée que lorsque, soit spontanément, soit artificiellement par des excitateurs lents, l'utérus aura été préparé et le col effacé.

Il faut que l'élément *temps* intervienne pour la transformation du cylindre cervical en une cupule. Pour cela il faut des contractions prolongées, indolores ou douloureuses, mais surtout prolongées, qu'aucune intervention ne peut suppléer convenablement. Cela étant fait, le col effacé, on n'a plus au bas de l'utérus qu'une cupule à un seul orifice ; alors, l'on peut par une méthode quelconque hâter la dilatation de cet orifice. Le procédé de M. Chassagny peut rendre des services, peut-être aussi bien que celui employé par M. Poullet ; l'un ou l'autre de ces moyens est-il supérieur ? Doivent-ils être conservés tous deux dans la pratique, ou tous deux rejetés? Nul ne le sait encore et ce travail n'a pas la prétention de trancher ces questions.

L'auteur de la poche artificielle des eaux croit qu'on peut par des moyens analogues, utilisant la douceur de la force hydraulique, essayer d'obtenir les résultats que recherchait et qu'obtenait Mauriceau par la dilatation digitale rapide du col (Exemple le cas de la femme de l'accoucheur Dionis) Il apporte avec la plus entière sincérité et sans enthousiasme, comme il convient de le faire dans les études scientifiques, cinq observations dont les résultats sont loin d'être tous satisfaisants.

N'oublions pas que les déceptions même des chercheurs servent puissamment à édifier la vraie science, celle qui, reposant sur des principes justes, se confirme dans l'avenir et résiste à l'épreuve du temps.

M. Bouchacourt qui n'a encore ni expérimenté ni adopté l'un ou l'autre des deux procédés que nous avons décrits, préfére, dans les cas *graves* et *urgents*, la dilatation digitale prudemment et doucement exécutée, et ne repousse pas d'une manière absolue l'incision multiple pratiquée sur l'orifice externe, qui lui a plusieurs fois réussi et que Scanzoni recommande avec plus de confiance. Il craint que l'instrument de M. Pouliet, même avec sa dernière modification, qui ne rendra pas son introduction plus facile et son développement moins dangereux pour l'utérus, n'expose au danger de la rupture prématurée de la poche des eaux.

De tout ce qui précède essayons de dégager un enseignement capable de diriger notre conduite lorsque nous avons à produire artificiellement l'accouchement, avant la dilatation spontanée complète du col.

Distinguons tout d'abord deux catégories de cas nécessitant l'intervention.

1º Indication d'accoucher prématurément une femme avant tout début de travail pendant les six dernières semaines de la grossesse.

2º Intervention pour compléter une dilatation commencée spontanément pendant un travail ayant débuté soit à terme, soit avant terme (mais après l'effacement préparatoire du col).

Nous esquisserons en 3ᵉ lieu la conduite qu'on pourrait conseiller dans le cas de placenta prævia.

Provocation de l'accouchement avant terme.

Disons quelques mots des divers procédés :

Trois méthodes générales :

1º *Dilatation active du col.* — Accouchement forcé des anciens. — vessie Chassagny — poche artificielle des eaux de Poullet.

2º *Perforation des membranes.* — Puzos, Meïsner, Villeneuve.

3º *Excitation utérine.* — Douche, nombreux instruments décollant plus ou moins les membranes mais respectant leur intégrité.

Accouchement forcé des anciens auteurs, pratiqué avec les doigts tel que l'a imaginé A. Paré,

tel que l'a décrit Louise Bourgeois, tel que le prati-
quait Mauriceau : Bien que Matteï le décrive avec
soin (p. 328 de l'accouchement physiologique) et
l'approuve dans certains cas, nous croyons qu'il doit
être absolument et définitivement proscrit de la
pratique médicale, excepté seulement chez les ago-
nisantes et immédiatement après la mort où l'on
peut et l'on doit le tenter.

L'*éponge préparée* a été employée à Lyon surtout par M. Nichet et M. Bouchacourt, son élève, au
début de sa pratique ; elle était le moyen préféré de
M. Stoltz. Nous ne croyons pas comme le dit
M. Vayssettes (1) « qu'elle n'est guère employée
de nos jours. » C'est encore le moyen préféré du
professeur le plus en vue parmi les accoucheurs
français, M. Depaul ; à son exemple, beaucoup de
ses élèves doivent se servir d'un procédé qu'ils
voient à peu près exclusivement employer à la clinique obstétricale de la faculté de Paris.

Signalons toutefois la difficulté d'avoir de l'éponge
préparée absolument aseptique, et remarquons que
les aspérités de l'éponge, en s'incrustant, pour ainsi
dire, dans les orifices glandulaires du col, prédispo-
sent la muqueuse à des excoriations et à des sup-
purations très regrettables.

La méthode de Puzos qui consiste à *perforer les
membranes* (méthode presque seule employée dans
le grand hôpital de Vienne) donne encore des résultats satisfaisants, entre les mains de Carl Braün,

(1) VAYSSETTES. Thèse de Lyon 1881 p. 82.

puisque dans 43 cas d'intervention il a obtenu 60 % des enfants vivants.

Voici son procédé très peu connu en France :

Après avoir dépouillé de ses barbes une plume d'oie, on la taille en forme de pointe et pratique à 4 centimètres environ de son extrémité pointue, une ouverture ovale. Par cette ouverture on introduit une sonde ordinaire de Simpson et la pousse en avant jusqu'à ce qu'elle forme un coude avec la plume. Ainsi disposée et dépassant de quelques centimètres la plume, l'extrémité de la sonde est introduite avec lenteur et poussée avec les plus grands ménagements, de façon à ne pas léser la muqueuse du canal cervical. Enfin l'écoulement du liquide amniotique par la plume, qui sort au dehors, démontre qu'on a perforé les membranes.

Malgré ces beaux résultats nous n'hésitons pas à déconseiller formellement la perforation de l'œuf comme unique moyen d'intervention. A peine peut-on, à un moment donné d'un travail provoqué, utiliser cette perforation pour modifier très exceptionnellement la marche de l'accouchement ; d'ailleurs, tous nos maîtres de Lyon sont dans ces idées, tous considèrent la conservation de la poche des eaux comme importante non-seulement pour la conservation de la vie fœtale, mais aussi à cause du rôle qu'elle joue pour régulariser la marche du travail en général et la dilatation du col en particulier.

On peut dire, en forçant un peu les choses, que la pratique des accoucheurs Lyonnais est aux antipodes de la pratique des accoucheurs de Vienne ; là un peu moins soucieux de la vie du fœtus, on commence volontiers l'intervention par la perforation des membranes ; ici on voit toujours avec ennui le liquide amniotique s'écouler au début du travail, à plus forte raison avant le travail. Les efforts de MM. Chassagny et Poullet, pour suppléer même à la poche naturelle des eaux, en en fournissant une artificielle, ne font qu'accentuer encore davantage l'opinion générale des accoucheurs de notre région, savoir, le respect de l'intégrité des membranes au début de l'intervention pour provoquer l'accouchement. Le cas de M. Richard de Nancy est un des très-rares exemples de perforation des membranes pour provoquer l'accouchement. Nous croyons que M. Bouchacourt n'a jamais employé dans ce but la méthode de Puzos.

La méthode d'excitation de l'utérus au moyen des douches vaginales, après avoir été en très grande faveur a été à peu près généralement abandonnée. Outre les insuccès et les lenteurs de cette méthode de Kivisch, elle a donné quelques cas de mort subite entre autres ceux de Blot et Depaul; M. le professeur Bouchacourt croit cependant qu'on ne doit pas absolument bannir la douche de la pratique. Deux ou trois douches de 10 à 15 litres administrées au début de l'intervention comme moyen préparatoire avant de placer la sonde excitatrice de Krause paraissent bonnes pour le professeur de clinique de Lyon, précisément à cause de la faible impulsion qu'elles communiquent au début du travail ; la douceur de cette action, précédant les moyens plus actifs, semblent imiter mieux la marche insensiblement graduée du travail naturel. On suit donc mieux ainsi le précepte de Ritgen : L'art ne doit communiquer à la nature qu'une très faible impulsion, et lui laisser faire presque tous les frais de l'accouchement.

La méthode à conseiller est incontestablement la simple excitation utérine, réalisée par l'un des divers excitateurs intra utérins, tels que la sonde à demeure de Krause décollant l'œuf et restant un ou deux jours dans la cavité utérine, ou encore l'ampoule de Tarnier, qui se dilate au-dessus de l'orifice interne, et y est laissée pour exciter insensiblement les contractions utérines devant effacer d'abord, puis dilater ensuite le col. L'ampoule Tarnier, comme tous les objets de caoutchouc, est d'une conservation très difficile qui empêchera, croyons-nous, la généralisation de son emploi.

Aussi est-ce la méthode de Krause qui semble à Lyon surnager, si l'on peut ainsi s'exprimer, sur les nombreuses tentatives d'intervention pour la provocation de l'accouchement. M. Bouchacourt, M. Marduel, M. Fochier et M. Poullet conseillent l'emploi de la sonde à demeure.

PLACENTA PRÆVIA (traitement)

Dans le cas si grave d'insertion du placenta sur le col ou près du col, la pratique actuelle est très mal définie, par les auteurs classiques. Il y a une véritable obscurité sur ce point de la science, et les résultats dans ces cas sont désastreux, tant pour les femmes que pour les enfants.

La méthode de Simpson : dès que la main peut franchir le col, décoller toute l'étendue du placenta et l'extraire avant le fœtus, cette pratique, malgré l'autorité d'un tel nom, n'est presque suivie par personne.

Barnes (1) s'exprime ainsi :

« La ponction des membranes est la première chose à faire dans tous les cas d'hémorrhagie assez abondante pour causer de l'inquiétude, avant le travail. C'est le remède le plus efficace en général, et on l'a toujours à sa portée. Il faut en même temps appliquer un bandage serré sur le ventre. Cette ponction suffit souvent à elle seule, mais si l'hémorrhagie continue, surtout si la patiente paraît épuisée, le col n'étant pas dilaté, on peut employer le tampon.

Si l'hémorrhagie continue, il faut introduire la main dans le vagin, porter 1 ou 2 doigts aussi loin que possible entre le placenta et l'utérus, leur faire décrire un cercle autour de l'orifice de façon à décoller le placenta aussi loin qu'ils pénètrent. Si l'on sent le bout du placenta, ouvrir largement les membranes à ce niveau. Mais si l'utérus reste inerte et que l'hémorrhagie ne s'arrête pas, il faut alors recourir à la dilatation artificielle au moyen des dilatateurs hydrostatiques. »

Dans les cas d'insertion vicieuse du placenta, dit

____

(1) BARNES. Leçons sur les opérations obstétricales 397.

M. Chassagny, l'accoucheur doit avoir pour principal objectif d'obtenir le plus promptement possible la dilatation du col et de l'obtenir en suspendant complètement l'hémorrhagie. Je crois avoir théoriquement et expérimentalement démontré que le problème était complètement résolu par l'emploi du double ballon et à plus forte raison de la vessie. Dans quinze cas où le le double ballon a été employé pour terminer des accouchements compliqués d'insertion vicieuse, l'hémorrhagie a toujours été instantanément arrêtée sans l'intermédiaire de ces caillots que l'on obtient avec le tampon classique et qui enlèvent à l'organisme une quantité plus ou moins considérable du précieux liquide que l'on a tant intérêt à conserver.

C'est généralement au début du travail que se produisent les hémorrhagies foudroyantes résultant du déchirement rapide des vaisseaux nombreux et volumineux qui assurent la circulation utéro-placentaire. Dans les cas ordinaires, lorsqu'il n'y a que des hémorrhagies légères dont la mère et l'enfant n'ont que très peu souffert, on arrivera certainement à temps en provoquant l'accouchement au commencement de la dernière quinzaine de la grossesse.

Si, au contraire, des hémorrhagies répétées et abondantes se sont déja produites, si ces hémorrhagies peuvent faire craindre le développement du travail avant terme, il serait prudent de ne pas attendre au-delà du huitième mois.

Avant de placer le double ballon il faut toujours s'assurer qu'il peut s'insinuer entre le col et le placenta ; ce qui est la règle dans les insertions latérales qui constituent l'immense majorité des cas ; lorsque au contraire, l'insertion sera complète sur toute la circonférence, il sera convenable de rompre ces adhérences en un point par l'introduction du doigt, on ouvrira ainsi un passage au ballon mince qui, en produisant la dilatation, continuera de décoller dans une moitié de la circonférence ; mais qui, en amenant ce décollement, comprimera les orifices des vaisseaux qu'il divise, leur donnera le temps de se retracter, permettra l'organisation de caillots hémostatiques et laissera, lorsqu'on voudra le retirer, une ouverture permettant l'introduction de la main ou le passage de la tête à travers des parois presque complètement exsangues.

Pour le chef de clinique qui nous a inspiré cette thèse, voici la ligne de conduite qu'il se propose de suivre quand il sera à l'avenir aux prises avec cette redoutable complication.

Nous avons esquissé p. 37 les rapports du placenta et du segment inférieur de l'utérus, nous avons dit que le segment le plus inférieur de la cavité intérieure est en simple contact sans adhérence avec une certaine étendue de placenta.

A huit mois et demi, ce diagnostic d'insertion vicieuse étant bien établi, porter au fond du vagin 3 ou 4 volumineuses boulettes de charpie imbibées de liqueur de Van-Swieten (le plus puissant des antiseptiques, comme l'a démontré Tarnier). Introduction ensuite d'un ballon de caoutchouc mince, mais de faibles dimensions, suffisant seulement à bien distendre la cavité vaginale, puis occlusion complète de l'orifice vulvaire du vagin, soit à l'aide des 2 ailes du pessaire de Zwanck, soit avec l'instrument élytro-ptérygoïde de M. Chassagny. Faire dans ce ballon une compression d'eau au degré supporté facilement par la malade en élevant une vessie ou un vase contenant de l'eau et préalablement mis en communication avec le ballon vaginal à l'aide d'un robinet.

Ce tamponnement vaginal modéré est continué sans interruption 5 ou 6 heures, puis on le cesse pour faire uriner plus facilement la malade et se rendre compte si le col se modifie. Répéter s'il y a lieu pendant deux ou trois périodes de six heures ce mode de tamponnement jusqu'à ce que le col permette au doigt d'arriver bien librement sur le placenta. Alors, s'il n'y a pas d'hémorrhagie, attendre sans s'éloigner, prêt à intervenir. Dès que le sang paraît, à l'aide d'un hystéromètre ou d'une plume d'oie non taillée, se frayer un passage à travers le placenta, l'agrandir avec l'index, écoulant ainsi le liquide amniotique et, sans retirer le doigt, introduire la poche artificielle des eaux dans l'œuf lui-même.

Le fonctionnement de cet appareil produira à la fois le tamponnement et la dilatation assez rapide du col et de la déchirure placentaire; cette voie deviendra bientôt assez grande pour qu'on puisse espérer y faire passer le fœtus encore vivant.

CONCLUSIONS

1° Le col utérin doit s'effacer avant toute tentative de dilatation artificielle.

2° Jusqu'à présent nous n'avons aucun moyen artificiel capable d'effacer rapidement le col ; nous ne pouvons que provoquer à cet effet les contractions lentes et prolongées de l'utérus.

3° Lorsque le col est effacé, et ne forme plus au bas de l'utérus qu'une cupule ayant un seul orifice on peut songer, si c'est indiqué, à dilater activement cet ancien orifice externe du col.

4° La dilatation digitale, quoique peu satisfaisante, devrait être tentée avec douceur en cas d'urgence avant de recourir au débridement du col par l'instrument tranchant.

5° Dans le cas où il est bien indiqué de compléter °rapidement une dilatation encore insuffisante de l'orifice, la dilatation hydraulique produite par le moyen de M. Chassagny ou par celui de M. Poullet peut rendre de très réels services.

6° Si l'expérience clinique ultérieure montre qu'à l'aide de la poche artificielle des eaux on peut compléter avec rapidité et inocuité la dilatation du col, cet instrument aura comblé une lacune regrettable dans nos moyens actuels d'intervention.

TABLE DES MATIÈRES

9429 — Imp. WALTENER ET Cⁱᵉ, rue Belle-Cordière, 14. — Lyon.